Zahraa Sabah Abdulwahhab
Emad Farhan Al-Khalidi

Materiais compósitos de resina Nano Hybrid após coloração e branqueamento

Zahraa Sabah Abdulwahhab
Emad Farhan Al-Khalidi

Materiais compósitos de resina Nano Hybrid após coloração e branqueamento

Alteração da cor e rugosidade da superfície de dois
materiais compósitos de resina Nano Hybrid após
coloração e branqueamento

Imprint

Any brand names and product names mentioned in this book are subject to trademark, brand or patent protection and are trademarks or registered trademarks of their respective holders. The use of brand names, product names, common names, trade names, product descriptions etc. even without a particular marking in this work is in no way to be construed to mean that such names may be regarded as unrestricted in respect of trademark and brand protection legislation and could thus be used by anyone.

Cover image: www.ingimage.com

This book is a translation from the original published under ISBN 978-620-7-64750-7.

Publisher:
Sciencia Scripts
is a trademark of
Dodo Books Indian Ocean Ltd. and OmniScriptum S.R.L publishing group

120 High Road, East Finchley, London, N2 9ED, United Kingdom
Str. Armeneasca 28/1, office 1, Chisinau MD-2012, Republic of Moldova, Europe
Printed at: see last page
ISBN: 978-620-7-68177-8

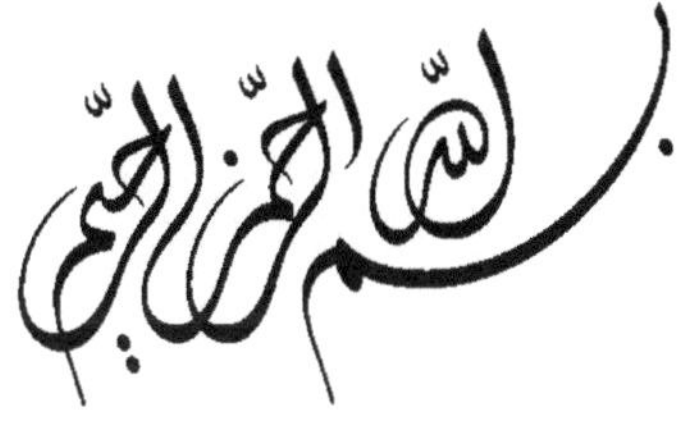

﴿فَتَعَالَى اللَّهُ الْمَلِكُ الْحَقُّ ۗ وَلَا تَعْجَلْ بِالْقُرْآنِ مِن قَبْلِ أَن يُقْضَىٰ إِلَيْكَ وَحْيُهُ ۖ وَقُل رَّبِّ زِدْنِي عِلْمًا﴾

(طه ١١٤)

Agradecimentos

Em nome de *"Alá"*, o mais Gracioso e Misericordioso, que merece toda a gratidão, agradecimento e apreço por me ter inspirado o poder e a vontade de realizar este estudo.

Gostaria de exprimir os meus sinceros agradecimentos e apreço à **Faculdade de Medicina Dentária/Universidade de Mossul** por me ter dado a oportunidade de efetuar estudos de pós-graduação.

Um agradecimento muito especial e gratidão ao meu supervisor **Assist. Dr. Emad F. Al-Khalidi** pelas suas valiosas observações, orientação, supervisão contínua, sugestões sábias e por ter estado comigo passo a passo ao longo do meu estudo.

A minha mais profunda gratidão à Assist. **Dr. Niam R. Al-Saleem** pelo seu apoio e encorajamento durante os meus estudos de pós-graduação. Os meus agradecimentos e apreço vão para **Lee. Dr. Ali M. Al-Naimi** e Lee. **Dr. Abduladheem R. Sulaiman** pelos seus valiosos conselhos, observações perspicazes e ajuda contínua.

A minha profunda gratidão a **Lee. Dr. Zaid Al-Najafee** pela sua inestimável assistência e cooperação para a conclusão deste trabalho e um agradecimento especial ao **Lee. Dr. Khairy B. Rasheed** pela sua competência e orientação na análise estatística.

O meu agradecimento com gratidão e amor à **alma do meu Pai** e **da minha Mãe** que me abriram o caminho ao longo da minha vida, com uma orientação fiel e uma crença inabalável, e aos meus **irmãos** e **irmãs** pela sua certeza e apoio.

Os meus profundos e calorosos agradecimentos são extensivos à minha pequena família, o soldado desconhecido da minha vida, o meu precioso marido **Dr. Ahmed Al Ghabsha,** pelo seu valioso apoio, encorajamento, compreensão e paciência, e aos meus anjinhos **Mohammed** e **Mayar.**

Por último, gostaria de dedicar esta tese à ***alma do meu pai, Dr. Sabah A. Ismael***, com os melhores votos.

Resumo

Objectivos:

O objetivo deste estudo foi avaliar os efeitos da coloração com café e do branqueamento com peróxido de hidrogénio a 30% na alteração da cor e na rugosidade da superfície de dois materiais compósitos de resina nano-híbrida diferentes: *O compósito nano-híbrido Joyfil e o compósito à base de resina Omnichroma.*

Material e métodos:

Neste estudo experimental *in vitro*, foram fabricadas, no total, 64 amostras compósitas (32 amostras de discos foram fabricadas a partir de cada tipo de nano), cada amostra com 5 mm de diâmetro e 2 mm de altura. As amostras de cada grupo foram depois subdivididas aleatoriamente em quatro subgrupos (n=8). Nos **subgrupos de controlo,** as amostras foram armazenadas em saliva artificial a 37°C durante 1 semana. As amostras dos **subgrupos de coloração** foram armazenadas numa solução de café durante 48 horas a 37°C. As amostras dos subgrupos de coloração *e branqueamento* foram coradas numa solução de café durante 48 horas a 37°C e depois branqueadas quimicamente com peróxido de hidrogénio a 30%. As amostras dos **subgrupos de branqueamento** foram branqueadas quimicamente com peróxido de hidrogénio a 30%. Em seguida, as alterações de cor utilizando o espetrofotómetro VITA Easyshade®V e as medições da rugosidade da superfície utilizando o perfilómetro Stylus foram efectuadas para as amostras de cada subgrupo; as medições dos subgrupos de controlo foram consideradas como dados de base. Foram utilizados testes não paramétricos para a análise estatística com $P \leq 0,05$.

Resultados:

Após a coloração e o branqueamento, todos os espécimes de ambos os materiais testados mostraram uma alteração de cor clinicamente aceitável ($\Delta E < 3,3$) com diferenças significativas ($P \leq 0,05$) entre todos os subgrupos. As medidas de rugosidade da superfície para todos os subgrupos para os dois materiais testados não excederam o valor crítico ($R_a < 0,2\ \mu m$) sem diferença significativa ($P > 0,05$) entre os subgrupos. A comparação entre os dois materiais testados para os valores médios de (ΔE) demonstrou diferenças significativas ($P\ 0,05$) entre os subgrupos de coloração e também entre os subgrupos de branqueamento, enquanto a comparação entre os dois materiais para os valores médios de (R_a) revelou uma diferença insignificante ($P > 0,05$) entre todos os subgrupos para os dois materiais. Foi observada uma relação significativa apenas para o subgrupo Omnichroma do Staining Bleaching.

Conclusão:

As alterações de cor e a rugosidade da superfície dos dois materiais compósitos de resina Nano-Hybrid testados não foram influenciadas pela coloração com café e pelo branqueamento com peróxido de hidrogénio a 30%.

Índice

Lista de vocabulários

English	Arabic
Bleaching	قصر
Chromophores	حبيبات صبغية
Coupling Agent	عامل اقتران
Elastic modulus	معامل المرونة
Flexural strength	..ة الانثناء
Fluorosis	التسمم بالفلورايد
Free radicles	جذور حرة
Hydrogen Peroxide	بيروكسيد الهيدروجين
Hygroscopic	استرطابي
Optical	بصرية
Polymerization	البلمرة
Resin Composite	مركب راتنجي
Resin matrix	مصفوفة الراتنج
Shear	شد او قص
Shrinkage	تقلص
Silane	مركب كيميائي
Surface Roughness	خشونة السطح
Tensile	السحب

Lista de abreviaturas

Abbreviation	Definition
L*	Lightness value
a*	Redness value
b*	Yellowish value
ΔE	Color Change
ΔL	Degree of Lightness (L* post treatment- L* baseline)
Δa	Degree of Redness (a* post treatment- a* baseline)
Δb	Degree of Yellowish (b* post treatment- b* baseline
CIE	Commission Internationale de l'Echlairage
R_a	Roughness Value
3D	Three Dimensions
LED	Light Emitted Diode activation system
Nd:YAG laser	Neodymium-doped Yttrium Aluminum Garnet
SEM	Scanning Electron Microscopy
H_2O_2	Hydrogen Peroxide
°C	Degree centigrade
hr	Hour
μm	Micrometer
%	Percentage
Std	Standard Deviation
Sig	Significance

Capítulo 1: Introdução

1.1. Introdução

Os compósitos de resina são um dos materiais estéticos mais populares utilizados em medicina dentária devido ao seu excelente aspeto ótico, resistência adequada e capacidade de ligação à estrutura dentária. Para o sucesso clínico dos materiais de restauração em compósito, estes devem apresentar uma correspondência de cor com os dentes circundantes, caso contrário, devem ser substituídos por novas restaurações. A textura da superfície é também uma caraterística importante das restaurações de compósito que determina o seu sucesso clínico, uma vez que a acumulação de placa, a descoloração, a irritação gengival e as cáries secundárias são observadas com superfícies rugosas dos materiais de restauração (Tuncer *et al.*, 2013).

Os materiais de restauração dentária são expostos a componentes alimentares e bebidas no ambiente oral e, com o tempo, as restaurações de compósito sofrem um envelhecimento que prejudica a sua qualidade estética e a correspondência de cor com as dentições circundantes. Para além da alteração da cor, outras propriedades da superfície dos compósitos de resina também podem ser afectadas, tais como a rugosidade e a dureza, o que pode resultar em mais manchas (Topcu *et al.*, 2009).

Hoje em dia, a medicina dentária vive uma tendência de aumento da procura de dentes mais brancos que se tornou global; o branqueamento é considerado uma abordagem simplificada, económica e não invasiva para atingir este objetivo (Desai *et al.*, 2018). As técnicas de branqueamento dentário baseiam-se principalmente na oxidação por peróxido de hidrogénio ou um dos seus precursores, que são utilizados em combinação com agentes ativadores como o calor, a luz ou quimicamente (Lee, 2018). Embora o branqueamento melhore o aspeto estético dos dentes, pode ter uma influência negativa em alguns materiais de restauração (Durneret *al.*, 2014). Os materiais de resina composta são mais susceptíveis a alterações adversas em comparação com outros materiais de restauração de cor dentária devido à presença de matriz orgânica na sua composição; os peróxidos nos agentes branqueadores podem prejudicar as propriedades das restaurações de compósito através da degradação da rede polimérica, o que minimiza ainda mais a sua durabilidade clínica (El-Murr *et al.*, 2011). Muitos parâmetros determinam a resposta das restaurações de resina composta aos materiais branqueadores, como o tipo e a percentagem da matriz orgânica e das partículas de carga dos compósitos de resina, a concentração dos agentes branqueadores e a duração da sua aplicação (Kimyai *et al.*, 2017). O contacto de agentes branqueadores com compósitos de resina pode causar alteração de cor das restaurações de compósito existentes; esta alteração de cor tem sido atribuída à oxidação de pigmentos de superfície e compostos de amina em compósitos de resina (Anagnostou *et al.*, 2010). Além disso, as restaurações de compósito podem sofrer outras alterações devido aos efeitos de amolecimento dos materiais de branqueamento que podem induzir alterações na rugosidade da superfície destes materiais de restauração (Bahari *et al.*, 2019).

Com o desenvolvimento no domínio da ciência dos materiais e a aplicação da nanotecnologia aos compósitos dentários, foram introduzidos compósitos nano-híbridos com diferentes estruturas materiais e utilizados como materiais de restauração. Um dos compósitos de resina nano-híbrida recentemente introduzidos é o compósito Joyfil; este material apresenta melhorias nas suas propriedades físicas, mecânicas e químicas, tais como baixa contração de polimerização, elevada resistência à compressão, forte resistência à abrasão, libertação de flúor, polimento de alto brilho e excelente estabilidade de cor. Os avanços na tecnologia baseada em materiais testemunharam a introdução do compósito à base de resina Omnichroma, que também é um material compósito de resina Nano Hybrid baseado na tecnologia cromática inteligente e contém cargas esféricas supra-Nano de tamanho uniforme que permitem que este material tenha uma correspondência de cor excecional, alta polibilidade, excelentes propriedades físicas e mecânicas (Lowe, 2019).

Muitos estudos mostraram discrepâncias nos resultados relacionados com as propriedades de estabilidade de cor e rugosidade dos compósitos Nano após coloração e branqueamento. Este estudo *in vitro* investigou o efeito do manchamento com café e do branqueamento com 30% de HP na estabilidade da cor e na rugosidade da superfície de dois materiais compósitos de resina Nano-Híbrida recentemente introduzidos. As hipóteses para o presente estudo afirmavam que não haveria alteração de cor e nem aumento da rugosidade superficial após o manchamento com café e clareamento com 30% de HP. Não haveria relação entre (ΔE) e (R_a) para ambos os materiais após os procedimentos de coloração e branqueamento.

1.2. Os objectivos do estudo

❖❖❖ Avaliar e comparar o efeito do manchamento por café e do clareamento por gel HP 30% (Dash Chair side Whitening, Philips Oral Health care) nas alterações de cor e rugosidade superficial de dois diferentes materiais compósitos de resina Nano-Híbrida: *Joyfil e Omnichroma.*

❖ Estude a relação entre a mudança de cor (ΔE) e a rugosidade da superfície

(R$_a$) para cada material testado após coloração e branqueamento.

Capítulo 2: Revisão da literatura

2.1. Compósito de resina

2.1.1. História da resina composta

Os silicatos foram os primeiros materiais desenvolvidos no final do século XIX, utilizados como materiais de restauração estética direta; no entanto, os silicatos deterioravam-se rapidamente, porque eram altamente solúveis nos fluidos orais (Sensi *et al.*, 2007). As resinas de polimetilmetacrilato (PMMA) substituíram os silicatos no final da década de 1940 e no início da década de 1950, mas estas resinas acrílicas não conseguiam cumprir os requisitos dos materiais de restauração, uma vez que encolhiam muito durante o processo de polimerização, o que conduzia a fugas marginais, fraca resistência ao desgaste e elevada sorção de água (Cangul e adiguzel, 2017).

Em 1960, Bowen desenvolveu a resina Bis-GMA, que reduziu significativamente a contração da polimerização, a que se seguiu a introdução do primeiro sistema de duas pastas Bis-GMA em 1969. Este sistema exigia a mistura da pasta de base com o catalisador, mas estava associado a problemas de proporções durante o processo de mistura, o que levou à formação de vazios e porosidades e a uma estabilidade de cor inferior que comprometeu a estética do material (Ravi *et al.*, 2013). Para ultrapassar estas fraquezas, os compósitos à base de resina foto-activados por comprimento de onda ultravioleta (UV) foram introduzidos em 1970, sendo depois substituídos por compósitos à base de resina curados por luz visível, que são agora amplamente utilizados como materiais de restauração direta (Heintze e Rousson, 2012).

2.1.2. Composição do compósito de resina

Basicamente, um compósito dentário é constituído por quatro componentes principais: uma matriz de resina (matriz de polímero orgânico), partículas de carga inorgânicas, um agente de acoplamento e um sistema iniciador e acelerador; cada um destes componentes influencia as propriedades mecânicas e físicas do material (Leprince *et al.*, 2013).

1. Matriz de resina (matriz de polímero orgânico)

A matriz de resina consiste principalmente em Bis-GMA (bisfenol-glicidil dimetacrilato) ou uretano dimetacrilato (UDMA), que exibe alta viscosidade por si só, que precisa ser reduzida para fins de manuseio e para permitir a adição de cargas, por isso são misturados em diferentes combinações com monómeros de cadeia curta, como TEGDMA (trietilenoglicol-dimetacrilato) (Zhou *et al.*, 2019). A matriz do monómero influencia fortemente as propriedades mecânicas, a sorção de água e a reatividade de polimerização do compósito de resina (Lempel *et al.*, 2015). Após a polimerização, o monómero será convertido em polímero e a matriz de resina será alterada de uma pasta ou pré-gel para um estado sólido viscoso, este processo é acompanhado pela reação de volume e diminuição das distâncias intermoleculares que levam à contração da polimerização em 1,5% -5% (Ferracane e Hilton, 2016).

Foi desenvolvido e introduzido no mercado um novo sistema de monómeros denominado silorano, que é obtido a partir de uma reação de moléculas de oxirano e siloxano (Schmidt *et al.*, 2011). O compósito à base de silorano polimeriza através de um processo de polimerização de abertura de anel dos grupos oxirano, pelo que apresenta uma baixa contração de polimerização em comparação com os materiais compósitos à base de metacrilato; além disso, devido à presença da espinha dorsal de siloxano, tem mais hidrofobicidade e menor absorção de água do que os compósitos à base de metacrilato (Maghaireh *et al., 2MT*).

2. Partículas de enchimento inorgânicas

As cargas inorgânicas incluem quartzo ou vidro à base de sílica, alumina, zircónia, óxido de titânio e hidroxiapatite (Habib *et al.,* 2016). Estas cargas aparecem como partículas de várias formas: estruturas esféricas mesoporosas ou gasosas, fibras ou nanotubos (Wang *et al.,* 2015). As características das partículas de carga, como o conteúdo, o tipo, a forma, a distribuição e o tamanho, afectam as propriedades mecânicas e físicas dos compósitos de resina, que se manifestam principalmente na resistência ao desgaste, na resistência à flexão, no módulo de elasticidade, na retração por polimerização, na transparência e na cor (Randolph *et al.,* 2016; Shah e Stansbury, 2014).

3. Agentes de acoplamento

As cargas inorgânicas não podem formar uma ligação química direta com a matriz de resina orgânica até serem condicionadas à superfície com um agente de acoplamento para mediar a ligação (Habib *et al.,* 2016). Os agentes de acoplamento utilizados são silanos, que são moléculas bifuncionais, uma das quais reage com o material inorgânico e a outra reage com a resina orgânica (Kammel e Al-Khalidi, 2009). O silano ajuda na distribuição da carga, reduzindo a degradação hidrolítica, e permite a transferência de tensão entre a carga e a matriz, o que melhora as propriedades mecânicas e físicas dos materiais de restauração compostos

(Aydinoglu e Abh, 2017).

4. Iniciadores e Aceleradores

O iniciador é um compósito de resina fotopolimerizável que é um fotossensibilizador (canforoquinona) que é uma molécula presente na matriz orgânica, inicia a reação de polimerização após ser activada pela luz azul de cerca de 465 nm de comprimento de onda; a reação de polimerização é acelerada pela presença de uma amina orgânica. A amina e a canforoquinona são estáveis à temperatura ambiente, desde que o compósito não seja exposto à luz (Pratap e Gupta, 2019).

2.1.3. Tipos de resina composta

Os materiais de restauração compósitos têm várias classificações que foram efectuadas em função dos rápidos desenvolvimentos das resinas compostas; a classificação mais popular das resinas compostas baseia-se no tamanho das partículas de carga inorgânica (Cramer *et al,* 2011).

2.1.3.1. Compósitos Macropreenchidos (Convencionais)

Os compósitos macropreenchidos foram introduzidos pela primeira vez no final da década de 1950; eram o resultado da trituração de partículas maiores, constituídas por vidro radiopaco, quartzo ou cerâmica, em partículas mais pequenas por meios mecânicos, com um tamanho que variava entre 0,1 µm e 100 µm, adicionadas à matriz de resina até 70-80% em peso (Sideridou *et al.*, 2009). O compósito macropreenchido tinha boas propriedades ópticas, era extremamente duro, difícil de lixar e polir, e tinha uma fraca resistência ao desgaste (Fleisch *et al.*, 2010).

2.1.3.2. Compósitos Microfilled

Compósitos de resina micropreenchida desenvolvidos no final da década de 1970; o tamanho médio do enchimento é de cerca de 0,02 μm dentro de um intervalo de 0,01- 0,05 μm adicionado à matriz orgânica para obter um teor de enchimento de 35% em peso (Ferracane, 2011).

Os compósitos de resina micropreenchida têm um elevado grau de suavidade; no entanto, as suas propriedades mecânicas, como a resistência e a rigidez, são geralmente inferiores às do compósito macropreenchido (Milia *et al.*, 2012).

2.1.3.3. Compósito híbrido

Os compósitos híbridos combinam as características e particularmente as vantagens de ambos os compósitos Microfilled e Macrofilled; os compósitos híbridos cobrem uma ampla gama de tamanhos de partículas; esta ampla gama de tamanhos de partículas causa uma alta carga de enchimento (percentagem de partículas de enchimento de 75%-80%), o que resulta em alta resistência; normalmente, os compósitos híbridos contêm cargas com um tamanho médio de partícula de 15-20 μm e 0,01- 0,05 μm (Pieniak *et al.*, 2016).

2.1.3.4. Compósito com nanocargas

A nanotecnologia levou ao desenvolvimento de um novo compósito de resina que se caracteriza pela inclusão de nanopartículas, com 20-75 nm de tamanho, e nanoagregados de aproximadamente 0,6-1,4 μm, que são constituídos por partículas de zircónio/sílica ou nanosílica e tratados com silano para que se liguem à resina (Ozak e Ozkan, 2013). A distribuição do material de enchimento, agregados e nanopartículas proporciona uma carga elevada, até 75% do peso (Ferracane, 2011).

O aumento da carga de carga é alcançado pelas dimensões reduzidas

das partículas, juntamente com a sua ampla distribuição de tamanho; isso consequentemente reduz a retração de polimerização e aumenta as propriedades mecânicas, como resistência à tração, resistência à compressão e resistência à fratura (Sachdeva *et al.*, 2015). Além disso, apresentam bom polimento, são compatíveis com a expansão térmica dentária, têm baixa absorção de água, apresentam desgaste semelhante à estrutura dentária e têm alta radiopacidade do esmalte (Cangul e Adiguzel, 2017).

Os nanocompósitos estão disponíveis como tipos Nanohybrid que combinam o melhor dos materiais compósitos Nanocompósitos e Híbridos e criam restaurações duradouras com uma estética maximizada, capacidade de polimento e melhores propriedades adesivas. Os compósitos nanohíbridos têm um efeito camaleão que camufla a restauração de forma a parecer o dente natural; além disso, a resistência e as propriedades adesivas dos nanohíbridos tornam-nos ideais para a reparação de dentes posteriores e anteriores (George, 2011).

2.1.4. Propriedades do compósito de resina
2.1.4.1. Propriedades ópticas do compósito de resina

Os compósitos de resina são utilizados num ambiente oral complexo, onde é provável que interajam com uma variedade de reagentes, tais como saliva, fluido crevicular, toxinas bacterianas e bebidas alimentares (Doruk *et al.*, 2011). Estes factores causam a coloração da superfície dos materiais e afectam a sua cor e estética (Lim *et al.*, 2008). A hidrofilicidade e a hidrofobicidade dos compósitos de resina influenciam grandemente as suas propriedades ópticas; os compósitos hidrofílicos tendem a absorver mais água do que as resinas hidrofóbicas, pelo que descoloram mais rapidamente do que as resinas compostas hidrofóbicas que exibem uma estabilidade de cor superior e resistência à mudança de cor (Pratap *et al.*, 2019).

2.1.4.2. Profundidade de cura

A profundidade de cura é a profundidade a que a luz pode endurecer o material e tem uma importância vital não só para alcançar propriedades mecânicas óptimas como a dureza, mas também para evitar problemas que surgem devido ao material parcialmente polimerizado na base da cavidade (Machibya e Tarimo, 2018). Além disso, determina a espessura das camadas de compósito que o clínico pode colocar; uma cura insatisfatória nas partes mais profundas da restauração resultará numa ligação inadequada do compósito à estrutura do dente em cavidades profundas, perda de selamento marginal e adaptação, o que resultará em microinfiltração, sensibilidade e cáries recorrentes (El-Nawawy *et al.*, 2012).

A profundidade de cura das resinas compostas activadas por luz depende da composição da carga do material, da sua tonalidade, translucidez, da intensidade da fonte de luz e da distância da ponta de cura; a cura das superfícies superiores dos materiais activados por luz não foi muito afetada pelas intensidades de luz, mas a cura dos aspectos internos dos materiais foi afetada pelas intensidades de luz (Lima *et al.*, 2018).

2.1.4.3. Resistência à flexão e módulo de elasticidade.

A resistência à flexão e o módulo de elasticidade descrevem o comportamento principalmente elástico dos compósitos dentários e estas propriedades são complementares entre si (Ferracane, 2013). O módulo de elasticidade prevê a resposta do material a uma carga externa razoável; um módulo elevado significa que o material é suficientemente rígido para manter a sua forma quando é carregado (Heintze *et al.*, 2017).

A resistência à flexão corresponde à tensão máxima que um material pode suportar antes de falhar (Boussèsa *et al.*, 2020). Os materiais compósitos na cavidade dentária restaurada estão sob a influência de tensões constantes de compressão, tração e cisalhamento e a tensão de flexão combina todas essas tensões; portanto, determinar a resistência à flexão de compósitos dentários é uma maneira adequada de avaliar o desempenho mecânico dos materiais de preenchimento (Scribante *et al.*, 2019).

2.1.4.4. Resistência à fratura

A resistência à fratura é uma propriedade mecânica para avaliar a fragilidade dos materiais e determina a intensidade da tensão na ponta de uma fenda ou falha (fliea *et al.*, 2017). A propagação da fratura através dos compósitos de resina devido à iniciação da falha pode ocorrer através da matriz de resina ou da interface matriz/enchimento, mas é pouco provável que ocorra através do enchimento, devido à sua elevada resistência e módulo (Sookhakiyan *et al.*, 2017). Muitos factores podem afetar a resistência à fratura dos compósitos de resina, por exemplo, a composição química, as cargas (carga e tamanho), a ligação da interface matriz/carga e o grau de conversão da matriz de resina; um valor mais elevado de resistência à fratura reflecte a resistência de um material a lascar ou a fraturar facilmente (Mese *et al.*, 2016).

2.1.4.5. Sorção de água e solubilidade

As propriedades dos materiais de restauração de resina composta são afectadas pela sorção de água porque a água comporta-se como um plastificante e um agente de corrosão sob tensão (Al buquerque *et al.*, 2013). A deterioração das propriedades físicas e mecânicas pode ocorrer como resultado da entrada de água nos compósitos de resina dentária, o que resulta principalmente em inchaço localizado na interface matriz/preenchimento e, em seguida, leva à quebra hidrolítica da ligação entre a interface matriz/preenchimento (Dos Santos *et al.*, 2010).

A hidrofilicidade das resinas compostas influencia a sorção de água, quanto mais hidrofílico for o compósito, maior será a sorção de água (Bociong *et al.*, *IOT!}*.

2.1.4.6. Grau de conversão

O grau de conversão pode ser definido como a percentagem de ligações duplas carbono-carbono (CC) convertidas em ligações simples. Durante a polimerização de compósitos de resina fotopolimerizável, a conversão do monómero nunca é concluída e uma percentagem de monómero e ligações duplas permanece sem reagir (Moldovan *et al.*, 2019). Após a fotopolimerização, a polimerização rápida resulta no desenvolvimento de uma rede polimérica complexa que leva à redução do movimento de algumas moléculas de monómero e ao aprisionamento de monómero não reagido e grupos de metacrilato pendentes nos materiais (Price *et al.*, 2011).

Níveis insuficientes de conversão de monómeros podem afetar as propriedades de biocompatibilidade dos compósitos de resina porque o monómero não reagido pode lixiviar dos compósitos dentários polimerizados e afetar os tecidos moles; além disso, baixos níveis de conversão resultam em instabilidade de cor, redução das propriedades mecânicas e de desgaste. Por outro lado, alta conversão de monómero significa alta retração de polimerização e geração de calor (Tarimo *et al.*, *'/ti\ T)*.

2.1.4.7. Libertação de fluoreto

A administração tópica de flúor na cavidade oral tem um papel terapêutico significativo na prevenção da cárie dentária, uma vez que previne ou retarda o progresso da cárie dentária, incluindo o impedimento da desmineralização, o aumento da remineralização e a inibição do crescimento bacteriano (Ullah e Zafar, 2015). Por conseguinte, foram adicionadas características de libertação e recarga de flúor a vários materiais dentários de restauração; estes materiais actuam como um reservatório recarregável que pode libertar flúor, ser recarregado com flúor a partir de fontes externas como pasta dentífrica, elixir bucal e soluções tópicas de flúor, e depois voltar a libertar flúor para o ambiente oral, o que assegura a disponibilidade de flúor durante um período de tempo mais longo (Zafar e Ahmed, 2015).

2.1.4.8. Microfugas

A microinfiltração persiste como uma das principais causas de insucesso das restaurações e resulta da invasão do ambiente externo através das margens da restauração (Jia *et al.*, *IOT!}*. A microinfiltração é definida como a passagem clinicamente detetável de bactérias, fluidos, moléculas ou iões entre a parede de uma cavidade e os materiais restauradores nela aplicados e é o maior problema na medicina dentária clínica, uma vez que pode causar uma variedade de efeitos adversos, tais como cáries secundárias, a maior sensibilidade do dente restaurado e coloração interfacial levando a patologia pulpar (AL-Khalidi *et al.*, 2012).

A otimização da adaptação marginal da restauração de resina composta pode estar relacionada com muitos factores, como se segue (Goldstein *et al.*, *IOT!}*.

1. Contração de polimerização

As resinas compostas têm como grande desvantagem o facto de se contraírem, causando alterações dimensionais durante a fotopolimerização, o que se designa por retração de polimerização (Soares *et al.*, 2016). A retração de polimerização das resinas compostas é importante, uma vez que afecta a adaptação marginal, causando a separação entre a massa de resina composta e a estrutura dentária adjacente (Singh e Palekar, 2014). Tipicamente, os compósitos dentários utilizados em procedimentos restauradores apresentam retração volumétrica de polimerização que varia de menos de 1% até 6% (Rosatto *et al.*, 2015).

Durante a polimerização, a distância entre as cadeias de monómeros é reduzida e as moléculas de monómeros são mais compactadas, o que leva a uma contração em massa do compósito e a uma redução do volume; além disso, os polímeros ocupam menos volume do que os monómeros; por conseguinte, a transformação de monómeros em polímeros é acompanhada por uma redução volumétrica do material (Kim *et al.*, 2015).

2. Expansão higroscópica

A expansão higroscópica ocorre devido à absorção de moléculas de água na matriz polimérica, pelo que as moléculas de água se difundem no compósito e ocupam gradualmente o volume livre, causando a plastificação da fase da matriz e a expansão (Wei *et al.*, 2013). Algumas das moléculas de água ligam-se dentro da matriz do compósito e permitem a absorção de mais moléculas de água, resultando numa maior expansão e plastificação do material, o que pode afetar as propriedades mecânicas e de desgaste a longo prazo; no entanto, a expansão higroscópica pode ser benéfica até certo ponto, uma vez que melhora a adaptação marginal e compensa a contração do polímero durante a reação de polimerização (Versluis *et al.*, 2011).

3. Ciclos térmicos e coeficiente de expansão térmica

A ciclagem térmica simula a introdução de exposição cíclica repetida a temperaturas quentes e frias na cavidade oral e mostra a relação do coeficiente linear de expansão térmica entre a resina e o dente (Ozel Bektas *et al.*, 2012). Os materiais compósitos à base de resina têm um coeficiente de expansão térmica duas a seis vezes superior ao da estrutura dentária; por conseguinte, as restaurações de compósito à base de resina expandem-se e contraem-se mais do que a estrutura dentária circundante quando ocorrem alterações de temperatura, como durante a termociclagem (Lohbauer, 2010).

O ciclo térmico tensiona a ligação entre a resina e o dente e pode induzir a propagação de fissuras através das interfaces de ligação e afetar a integridade marginal da restauração, causando o fenómeno de microinfiltração (Al-Khalidi *et al.*, 2011).

2.1.5. Compósito Joyfil Nano Hybrid

Um dos compósitos de resina nano-híbrida recentemente introduzidos é o compósito nano-híbrido Joyfil, com uma tecnologia única de nanoenchimento, formulada com partículas de enchimento Nanocluster e nanómeros, que são partículas nanoglomeradas discretas de 7 nm de dimensão. Os nanoclusters são aglomerados de partículas de tamanho nanométrico. Os aglomerados actuam como uma combinação única de пon-aglomerado de 7 nm de nanosílica e agregado de vidro schott/sílica nanocluster. O tamanho das partículas do aglomerado é de 0,7 microns e a carga de enchimento é de 74% em peso. O compósito Joyfil Nano Hybrid tem como objetivo combinar a resistência dos compósitos híbridos e o polimento dos compósitos de microfilme.

Este material apresenta melhorias nas suas propriedades físicas, mecânicas e químicas, tais como baixa retração de polimerização, alta resistência à compressão, forte resistência à abrasão, libertação de flúor, polimento de alto brilho e excelente estabilidade de cor.

2.1.6. Compósito à base de resina Omnichroma

O compósito de resina Omnichroma é um novo compósito de resina que contém cargas esféricas supra Nano uniformes e cargas redondas fabricadas com dióxido de silício e dióxido de zircónio (Brown e Gillespie, 2019 a), é um compósito universal, radiopaco, de uma só cor, à base de resina; incorpora a Smart Chromatic Technology, que é uma tecnologia única baseada em cargas que gera uma cor estrutural vermelha a amarela. Antes da fotopolimerização, a pasta é branca opaca e transforma-se após a polimerização para se misturar com a estrutura dentária circundante de quase todos os pacientes (Pereira Sánchez *et al`, 2019*).

O compósito de resina Omnichroma pode ser utilizado para disfarçar a coloração ou para restaurar um dente altamente opaco, mantendo a capacidade do compósito de corresponder à estrutura dentária circundante (Lowe, 2019).

Esta resina composta recentemente introduzida tem enchimento esférico de sili. a-zircónia, variando de 0,2-0,6 µm. O tamanho médio das partículas é de 0,3 µm (79%w, 68% v) com propriedades superiores, como alta resistência à compressão e flexão, alta polibilidade e brilho, é resistente ao desgaste e ao ácido, e tem baixa retração de polimerização; além disso, tem um efeito camaleão onde apenas um tom combina com todos os tons de dente de Al a D4 (Brown e Gillespie, 2019 b).

2.2. Branqueamento de dentes

2.2.1. História do branqueamento dentário

O branqueamento de dentes vitais foi descrito em 1868, utilizando vários agentes branqueadores como o ácido oxálico, o Pyrozone e, mais tarde, o peróxido de hidrogénio (Haywood, 1992). Em 1911, o peróxido de hidrogénio concentrado (HP) com um instrumento de aquecimento ou uma fonte de luz foi utilizado para acelerar o processo de branqueamento e foi considerado um método aceitável na técnica de branqueamento em cadeira (Fisher, 1911).

No final dos anos 60, acidentalmente, o Dr. B. Klusemeir, um ortodontista, descobriu uma técnica de branqueamento caseiro; concebeu uma moldeira personalizada e prescreveu aos seus pacientes um antissético oral de venda livre (OTC) "Gly-Oxide" contendo 10% de peróxido de carbamida (CP); o Dr. Klusmier descobriu que este tratamento não só melhorava a saúde gengival como também branqueava os dentes (Haywood *et al.*, 1991). Em 1989, Haywood e Heymann descreveram no seu artigo esta técnica, 20 anos mais tarde, como branqueamento vital noturno (NGVB) usando "White and Brite" que foi introduzido como um novo produto de branqueamento caseiro.

Em 1990, os produtos de branqueamento "Over-The-Counter" (OTC) foram introduzidos e comercializados pela primeira vez nos Estados Unidos; estes produtos continham concentrações mais baixas de HP ou CP e eram vendidos diretamente aos consumidores para uso doméstico (Sisodia *et al.*, 2014). Atualmente, as técnicas de branqueamento em consultório utilizam diferentes materiais de branqueamento como o dióxido de sódio, o peróxido de carbamida e o perborato de sódio, mas o agente de branqueamento mais comum e amplamente utilizado é o peróxido de hidrogénio com diferentes concentrações entre 15% e 40%, com ou sem ativação por luz (Haywood, 2000; Ontiveros,

2011) .

2.2.2. Branqueamento

A procura de estética no mundo está a crescer continuamente e os dentes brancos são um fator crucial para uma aparência apelativa; embora a cor dos dentes descoloridos possa ser melhorada utilizando várias técnicas como coroas, facetas e materiais de restauração da cor dos dentes, o branqueamento é considerado um procedimento estético seguro, conservador, de baixo custo e eficaz para o tratamento de dentes descoloridos (Meireles *et al,*

2012) . Numerosos agentes branqueadores com diferentes concentrações foram introduzidos e comercializados para serem utilizados em vários procedimentos de branqueamento para o tratamento da descoloração dentária, como o branqueamento em consultório, o branqueamento em casa e os procedimentos de branqueamento de venda livre (OTC) (Schuster *et al.,* 2016).

2.2.3. Indicações de branqueamento

- Coloração generalizada (coloração de tetraciclina, fluorose).
- Descolorações relacionadas com a idade.
- Manchas superficiais adquiridas (manchas provocadas pelo consumo de tabaco e manchas alimentares provocadas por bebidas como o café e o chá).
- Alterações de cor dos dentes relacionadas com traumatismo ou necrose pulpar.
- Descolorações da câmara pulpar devido ao tratamento do canal radicular (Joshi,2016).

2.2.4. Contra-indicações do branqueamento

* Sensibilidade dos dentes, fissuras e dentina exposta.

* Dentes Extensamente Restaurados; estes dentes não são bons candidatos ao branqueamento porque não têm esmalte suficiente para responder corretamente ao branqueamento.

* Dentes com marcas hipoplásticas, uma vez que a aplicação de agentes branqueadores aumenta o contraste entre as manchas brancas opacas e a estrutura normal do dente.

* Doença das gengivas, retração gengival e raízes amarelas visíveis.

* Os pacientes que têm dentes cariados ou lesões periapicais estão temporariamente contra-indicados para procedimentos de branqueamento e devem procurar tratamento dentário antes do branqueamento; uma vez tratados, os dentes podem ser branqueados de forma rotineira.

* Crianças com menos de 14 anos de idade.

* Mulheres grávidas, uma vez que os efeitos dos materiais de branqueamento no feto ainda não foram investigados.

* Pacientes que são alérgicos ao peróxido de hidrogénio ou a outros ingredientes contidos no produto de branqueamento (Sisodia *et al.,* 2014).

2.2.5. Mecanismo de branqueamento dos dentes

O branqueamento dentário é um tratamento amplamente utilizado para melhorar a estética dos dentes descolorados; as manchas que produzem a cor são conhecidas como cromóforos, que são compostos orgânicos que absorvem a maior parte da luz ambiente que afecta a estrutura do dente; o branqueamento dentário é a degradação química dos cromóforos e baseia-se no peróxido de hidrogénio como agente ativo (Carey, 2014). O peróxido de hidrogénio (HP) pode ser aplicado diretamente, ou produzido numa reação química a partir do perborato de sódio (SB) ou do peróxido de carbamida (CP) (Joiner, 2006).

De acordo com Kwon e Wertz (2015), o mecanismo básico do branqueamento dentário por Peróxido de Hidrogénio (HP) pode ser dividido em três fases distintas, como se pode ver na Figura (2.1).

A primeira fase é atribuída à difusão de HP através dos espaços inter-prismáticos altamente permeáveis dentro do esmalte e dos túbulos dentinários (Marson *et al.*, 2015).

Após a aplicação de HP na superfície do dente, este difunde-se no dente e dissocia-se para produzir radicais livres, esta dissociação pode ser influenciada pela temperatura, pH, luz e co-catalisadores (Joshi, 2016).

Estes radicais livres atacam as moléculas de cromóforos de cadeia longa e de cor escura para iniciar a segunda fase, que se baseia principalmente nas interacções da HP com os cromóforos orgânicos; estes radicais livres atacam e quebram as ligações do cromóforo que os mantêm unidos para os dividir em moléculas mais pequenas e mais difusíveis com uma tonalidade mais clara do que a molécula corada original, como se pode ver na Figura (2.2) (Eimar *et al.*, 2012). Infelizmente, a ação das radículas livres não se limita aos cromóforos orgânicos, mas também interage significativamente com os componentes orgânicos e inorgânicos do esmalte e da dentina, alterando-os (Cavalli *et al.*, 2011).

A terceira fase está associada à perceção da mudança de cor através de uma superfície dentária alterada que reflecte a luz de forma diferente (Markovic *et al,* 2010). Vários estudos demonstraram que a mudança de cor do dente durante o branqueamento é mais influenciada pela dentina do que pelo esmalte; o esmalte é uma superfície de dispersão translúcida e não obscurece totalmente a cor da dentina subjacente; portanto, a dentina pode ter um papel significativo na determinação da cor geral do dente (Battersby e Battersby, 2015). No entanto, os resultados de outros estudos enfatizaram a importância do esmalte para a mudança geral de cor, que está principalmente relacionada com uma diminuição na translucidez do esmalte e mascarando a cor da dentina subjacente (Ma *et al.,* 2011). Esta alteração na translucidez do esmalte foi atribuída a alterações micromorfológicas do esmalte e a alterações na topografia da superfície, resultando numa superfície rugosa ou grosseira com uma reflexão mais difusa, tornando o objeto mais brilhante (Grundlingh *et al.,* 2013).

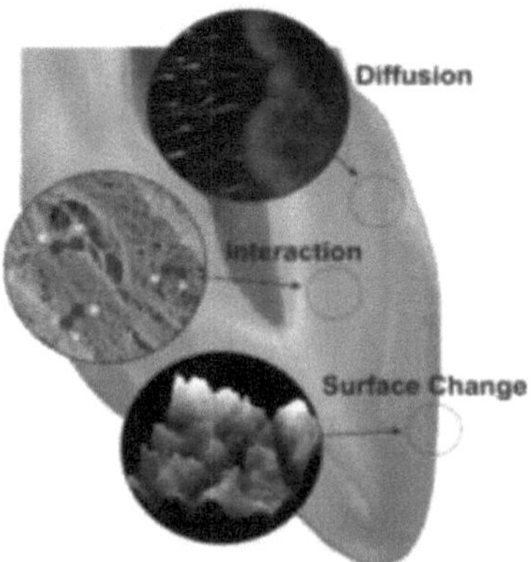

Figura (2.1): Ilustração da dinâmica de difusão e interação de agentes

clareadores e alterações superficiais na superfície do dente. (Kwon e Wertz,
2015).

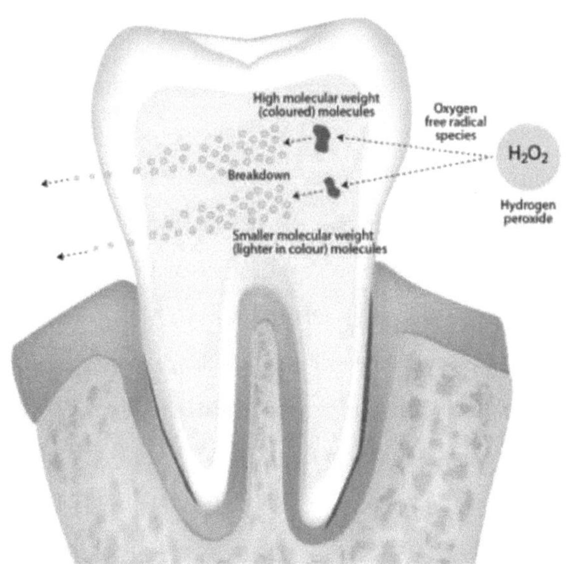

**Figura (2.2): Os radicais livres penetram no dente e atacam as grandes
moléculas de descoloração e dividem-nas em moléculas mais pequenas e mais
leves. (Lynette, 2017).**

2.2.6. Agentes branqueadores

Os três agentes branqueadores mais frequentemente utilizados em
medicina dentária são os seguintes

2.2.6.1. Peróxido de hidrogénio (HP)

O peróxido de hidrogénio (H2O2) é um líquido incolor e
ligeiramente mais viscoso do que a água; é um forte agente oxidante e o
agente de branqueamento dentário mais utilizado. O peróxido de
hidrogénio pode ser utilizado tanto para técnicas de branqueamento em

consultório como em casa. Na técnica de branqueamento em consultório, o HP é utilizado em concentrações elevadas (tipicamente 25% a 40%), enquanto na técnica de branqueamento em casa, o HP é normalmente utilizado em concentrações que variam entre 3% e 7,5% (Al qahtani, 2014). Em concentrações elevadas, o peróxido de hidrogénio é cáustico e pode queimar os tecidos em contacto (Plotino *et al.*, 2008). O peróxido de hidrogénio tem um baixo peso molecular, pelo que pode difundir-se através do esmalte e da dentina e decompor-se para libertar radicais livres; estes radicais livres atacam as grandes moléculas orgânicas pigmentadas e dividem-nas em compostos mais pequenos e de comprimento de onda mais curto, que são incolores ou de tonalidade mais clara, levando ao branqueamento dentário (Torres *et al.*, 2014).

2.2.6.2. Peróxido de carbamida (PC)

O peróxido de carbamida ($CH_6N_2O_3$) está disponível sob a forma de cristais brancos ou como pó cristalizado; é estável e decompõe-se em contacto com a água ou a saliva para libertar HP (Elhoshy *et al.*, 2018). O peróxido de carbamida é usado principalmente em técnicas de branqueamento caseiro com concentrações que variam de 10% a 30% (equivalente a aproximadamente 3,5% a 8,6% de H_2O_2) (Kwon e Wertz, 2015).

2.2.6.3. Perborato de sódio (SB)

O perborato de sódio ($NaBO_3$) é um agente oxidante disponível como um pó branco inodoro e é estável quando seco; no entanto, na presença de um ácido, ar quente ou água, decompõe-se para formar metaborato de sódio, H_2O_2 e oxigénio nascente. O perborato de sódio é mais fácil de controlar e mais seguro do que o H_2O_2 concentrado; por isso, é o

material de eleição na maioria dos procedimentos de branqueamento intra-coronário (Kwon e Wertz,

2015).

2.2.7. Técnicas de branqueamento de dentes vitais

Esta técnica é utilizada para o branqueamento de dentes vitais descolorados. O estilo de vida do paciente, os níveis actuais de sensibilidade dentária, o tipo de descoloração, a cor de base dos dentes e o tempo disponível para o branqueamento são factores importantes a ter em conta na seleção da técnica de branqueamento (Al-Harbi *et al.*, 2013). Existem três abordagens fundamentais para o branqueamento de dentes vitais: branqueamento em consultório ou com recurso a aparelhos eléctricos, branqueamento em casa ou com recurso a guarda-noturno supervisionado pelo dentista e branqueamento com produtos de venda livre (Sisodia *et al.*, 2014).

2.2.7.1. Técnica de branqueamento no consultório ou com motor

Nesta técnica, o dentista tem controlo total durante todo o procedimento e tem a capacidade de o parar quando a tonalidade/efeito desejado é alcançado; no entanto, é dispendioso para os pacientes e requer mais tempo de cadeira para completar o procedimento com resultados aceitáveis (Hegde *et al.*, 2012).

Esta técnica utiliza altas concentrações de peróxido de hidrogénio que variam entre 25-40%; o protocolo começa com a colocação de vaselina ou manteiga de cacau nos lábios e no tecido gengival do paciente para ajudar a proteger os tecidos moles de qualquer exposição inadvertida ao agente branqueador, depois é utilizado um dique de borracha para proporcionar a máxima retração dos tecidos e uma vedação óptima em torno dos dentes; os dentes são limpos e revestidos com uma camada do produto branqueador durante 5 a 30 minutos, dependendo se é utilizada ou não uma ativação por calor ou luz (Baroudi e Hassan, 2014). A aplicação é renovada regularmente (três vezes em média) ao longo do procedimento e o tratamento pode resultar num branqueamento significativo após apenas uma sessão de tratamento, mas podem ser necessárias outras sessões para obter um resultado ótimo (Koren e Palo, 2018).

2.2.7.2. Branqueamento de protectores noturnos em casa ou supervisionado por um dentista

Esta técnica consiste basicamente na utilização de uma baixa concentração de agente branqueador (10-30% de peróxido de carbamida, o que equivale a 3,5-8,6% de peróxido de hidrogénio) (Luque-Martinez *et al.,* 2016). Este tratamento é realizado pelos próprios pacientes, mas deve ser supervisionado por médicos dentistas durante as visitas de recordação; o gel branqueador é aplicado nos dentes através de um protetor bucal personalizado, usado à noite durante pelo menos 2 semanas; os pacientes devem ser instruídos a remover qualquer excesso do produto branqueador dos tecidos moles para evitar irritação da mucosa e gengival (Araujo *et al.,* 2015).

Esta técnica oferece muitas vantagens, como a autoadministração pelo paciente, menos tempo na cadeira e baixo custo em comparação com o procedimento de branqueamento em consultório; no entanto, nesta técnica, a adesão ativa do paciente é obrigatória e os resultados são, por vezes, inferiores aos ideais, uma vez que alguns pacientes não se lembram de usar as moldeiras todos os dias; por outro lado, o uso excessivo por parte dos pacientes também é possível, o que causa frequentemente sensibilidade térmica (Féliz-Matos *et al.*, 2014).

2.2.7.3. Branqueamento de venda livre (OTC)

Os produtos de branqueamento de venda livre (OTC) aumentaram a sua popularidade nos últimos anos; são compostos por baixas concentrações de agente branqueador "peróxido de hidrogénio a 3-6%" e devem ser aplicados duas vezes por dia durante um máximo de 2 semanas; os produtos de branqueamento OTC estão disponíveis sob a forma de géis, vernizes ou tiras (Carey, 2014).

Estes produtos estão disponíveis e são comprados diretamente nas prateleiras das farmácias e mercearias aos consumidores, são auto-administrados pelos pacientes sem supervisão profissional em qualquer fase do procedimento (Gül *et al.*, 2016). Os produtos de branqueamento OTC custam menos do que os tratamentos de branqueamento profissionais; no entanto, estes agentes de branqueamento podem ser de segurança altamente questionável, porque alguns não são regulados pela Food and Drug Administration (FDA) (Carvalho *et al.*, 2019).

2.2.8. Factores que influenciam o branqueamento dentário

O resultado dos procedimentos de branqueamento depende principalmente do tipo, da concentração do agente de branqueamento, da duração e do número de vezes que o agente de branqueamento entra em contacto com a estrutura dentária, do pH, da temperatura e da utilização de fontes de calor ou de luz para a aceleração da reação química (Caneppele *et al.*, 2015).

2.2.8.1. Tipo de agentes de branqueamento

Existem muitos tipos de agentes branqueadores disponíveis e utilizados para o branqueamento dentário, como o peróxido de hidrogénio, o peróxido de carbamida e o perborato de sódio (Burrows, 2009). A maioria dos estudos contemporâneos de branqueamento dentário envolve a utilização de peróxido de hidrogénio ou peróxido de carbamida; o peróxido de carbamida decompõe-se em ureia e peróxido de hidrogénio quando em contacto com a água, um gel de peróxido de carbamida a 10% produziria um máximo de 3,6% (p/p) de peróxido de hidrogénio (D'Arce *et al.*, 2013).

Em geral, a eficácia dos produtos que contêm peróxido de hidrogénio é aproximadamente a mesma quando comparada com a dos produtos que contêm peróxido de carbamida com um teor de peróxido de hidrogénio equivalente ou semelhante e administrados utilizando formatos e formulações semelhantes (Joiner, 2006). Delgado *et al.* (2007) afirmaram no seu estudo clínico que a aplicação de peróxido de carbamida a 20% ou de peróxido de hidrogénio a 8,7% proporcionou um clareamento estatisticamente significativo da cor dos dentes após 2 semanas de utilização, em comparação com a linha de base, mas não encontraram diferenças estatisticamente significativas entre os dois produtos.

2.2.8.2. Concentração e tempo

A concentração dos peróxidos e a duração da aplicação dos agentes branqueadores são dois factores importantes na determinação da eficácia global do branqueamento dentário (Mushashe *et al.*, 2018). Al Hano (2013) utilizou três concentrações diferentes de peróxido de hidrogénio (15%, 25% e 35%) e mostrou diferenças significativas nos resultados, a exposição dos dentes a uma concentração mais elevada de HP (35%) dentro de um período constante de

O peróxido de hidrogénio, quando aplicado durante o tempo específico, produziu valores de luminosidade mais elevados quando comparado com (25% e 15% de HP) com o menor efeito de branqueamento após a utilização de 15%. Este estudo indicou que existe uma relação entre o aumento das concentrações de peróxido e a mudança de cor devido à libertação de uma maior quantidade de radicais livres e, consequentemente, resultando num maior efeito de luminosidade. Isso coincide com os achados de Desai *et al.* (2018) que observaram em seu estudo *in vitro* que um aumento na concentração de PC aumentou a eficiência do clareamento, usando 16% de PC deu melhores resultados do que usando 10% de PC. Sulieman *et al.* (2004) compararam, no seu estudo *in vitro,* a eficácia do branqueamento dentário de géis contendo 5-35% de peróxido de hidrogénio e descobriram que a utilização de uma concentração mais elevada de HP exigia um menor número de aplicações de gel para produzir um branqueamento uniforme.

As altas concentrações produzem uma grande melhoria na cor do dente, especialmente na descoloração profunda e podem ser úteis clinicamente quando um curto período de tempo é necessário para o efeito ideal do tratamento, mas essa melhoria afetará a rugosidade da superfície do esmalte e pode aumentar o risco de sensibilidade dos dentes (Al Hano, 2013). Llena *et al.* (2017) compararam o efeito branqueador do HP 37,5% e do CP 16% e concluíram que os dois produtos foram igualmente eficazes na melhoria da cor dos dentes; no entanto, o HP 37.5% induziu alterações morfológicas no esmalte que se intensificaram com a duração do tratamento, enquanto que não se observaram variações morfológicas nos dentes após a utilização do CP 16% e a diminuição do componente mineral foi menos acentuada do que no caso do HP; conclui-se, nesta perspetiva clínica, que seria igualmente eficaz e mais seguro para o branqueamento dos dentes utilizar produtos à base de CP 16% durante 2 semanas do que administrar duas sessões de tratamento em consultório com HP 37,5%. Leonard *et al.* (2003) compararam a eficácia do branqueamento dentário de géis de peróxido de carbamida a 5%, 10% e 16% e verificaram que o branqueamento foi inicialmente mais rápido para as concentrações de 16% e 10% do que para a concentração de 5%; no entanto, a eficácia do PC a 5% aproximou-se dos resultados do PC a 16% quando o tempo de tratamento foi prolongado. Este estudo coincidiu com os resultados de Matis *et al.* (2000) que demonstraram que um gel de peróxido de carbamida a 15% proporcionava um branqueamento dentário significativamente maior do que um gel de carbamida a 10% após 2 semanas de utilização, mas ao prolongar o tempo de tratamento para 6 semanas, as diferenças na luminosidade dos dentes deixaram de ter significado estatístico.

Isto confirma que o tempo de contacto entre o gel de branqueamento e a superfície do dente é um fator importante que pode melhorar o resultado do tratamento de branqueamento (Meireles *et al.*, 2012).

2.2.8.3. Fontes de energia térmica e luminosa

Um tratamento de branqueamento mais rápido e eficaz pode ser obtido através da ativação dos agentes de branqueamento utilizando fontes de energia; a ativação irá acelerar a reação de oxidação do processo de branqueamento, aumentando a degradação do agente de branqueamento e facilitando a sua difusão através dos tecidos duros dentários (Ubaldini *et al.,* 2013). A taxa de reacções químicas pode ser aumentada através do aumento da temperatura, uma vez que o aumento da temperatura em 10° C pode duplicar a taxa de reação, o que era feito no passado utilizando uma espátula aquecida ou uma lâmpada de calor, mas a temperatura atingida por estes instrumentos era muito elevada e pode causar danos irreversíveis à polpa dentária (Pereira *et al.*, 2014).

Lasers e lâmpadas de alta intensidade também têm sido utilizados para produzir temperatura e ativar agentes de branqueamento com uma regulação do tempo de tratamento para aumentar a eficiência do branqueamento com o mínimo de danos na polpa (Tano *et al.*, 2012). Exemplos destas fontes são o halogéneo, os díodos emissores de luz (LEDs), os lasers de díodos, os lasers de árgon, o laser Nd:YAG e as lâmpadas de arco de plasma, que têm diferentes espectros de comprimento de onda e energias de radiação (Torres *et al.* 2013).

Tavares *et al.* (2003) realizaram um estudo clínico para comparar o gel de peróxido de hidrogénio a 15% iluminado com uma fonte de luz de plasma versus peróxido de hidrogénio a 15% isolado versus gel placebo mais luz, todos os tratamentos com a duração de 1 h; a alteração da tonalidade Vita em relação à linha de base para o peróxido mais luz, o peróxido isolado e o placebo mais luz foi de 8,35, 5,88 e 4,93, respetivamente, pelo que o peróxido mais a luz foi significativamente diferente dos outros dois grupos.

2.2.8.4. pH dos agentes de branqueamento

Alguns autores consideram que o pH do produto de branqueamento é mais importante do que a sua concentração (Llena *et al.*, 2MT). A alcalinidade acelera a decomposição do HP; nos meios alcalinos a dissociação do HP em radicais livres é a mais elevada e a eficácia máxima do branqueamento demonstrou ocorrer sob um pH alcalino de 9 (Young *et al.*, 2012). Quando o pH do peróxido de hidrogénio é 9, o HP dissocia-se 2,7 vezes mais do que em pH de 4,4; num pH ácido de peróxido de hidrogénio, a eficiência do branqueamento é diminuída, uma vez que a dissociação do HP em radicais livres é menor do que quando o pH do HP é alcalino; além disso, o pH ácido aumenta o risco de sensibilidade dentária, irritação gengival e da mucosa e favorece a desmineralização e o dano da estrutura dentária (Caneppele *et al.*, 2015).

O pH do meio não só influencia a cinética de decomposição, mas também o tipo de subprodutos produzidos; numa solução ácida, são produzidos radicais livres de oxigénio (radicais livres fracos) e aniões hidroxilo, enquanto que num meio alcalino, há uma maior concentração de iões peridroxilo que são radicais livres fortes (Luque-Martinez *et al.*, 2016). Este facto coincide com os achados de Torres *et al.* (2014) que verificaram que a eficácia do branqueamento HP é diretamente proporcional ao aumento do seu pH, o aumento significativo dos resultados de branqueamento ocorre a partir do pH 6,0, sendo a eficácia máxima alcançada com pH 9,0.

2.2.9. Efeitos adversos do branqueamento dentário

2.2.9.1. Sensibilidade dentária

A sensibilidade dentária é a reação adversa mais comumente relatada em pacientes que fizeram clareamento dental, variando de 18% a 78% (Ozcan *et al.*, 2013). É descrita como dor generalizada a estímulos térmicos; os sintomas são notados em 2-3 dias após o tratamento de branqueamento e é transitória, sem efeitos a longo prazo (Majeed *et al.*, 2015). A etiologia da sensibilidade dentária após o tratamento de branqueamento é multifatorial e acredita-se que seja causada pela difusão de subprodutos produzidos durante a quebra de HP e CP através dos túbulos dentinários (Junior *et al.*, 2018). O risco de sensibilidade dentária aumenta quando são utilizados produtos de branqueamento com concentrações de peróxido mais elevadas e quando o branqueamento dentário é prolongado por um longo período de tempo (Martin *et al.*, 2013).

2.2.9.2. Irritação gengival ou da mucosa

A alta concentração de HP é altamente cáustica e causa irritação, descamação ou queimaduras químicas do tecido gengival e mucoso; a maioria das irritações gengivais são leves a moderadas e desaparecem após 2 a 3 dias (Perchyonok e Grobler, 2015). Os danos nos tecidos moles estão principalmcntc rclacionados com a cxposição dos tecidos moles aos agentes branqueadores durante o processo de branqueamento; para evitar estas reacções adversas, qualquer excesso dos produtos de branqueamento deve ser limpo do tecido gengival, deve ser colocada vaselina ou Orabase na gengiva e deve ser utilizado um dique de borracha para proteger os tecidos moles durante os procedimentos de branqueamento em consultório (Majeed *et al.*, 2015).

2.2.9.3. Efeitos no esmalte e na dentina

Um dos efeitos adversos mais importantes do branqueamento são as alterações morfológicas no esmalte e na dentina (D'Amario *et al.*, 2012). Muitos estudos têm investigado os efeitos do branqueamento na morfologia e textura da superfície do esmalte e concluíram que a superfície tratada mostrou um aumento das alterações superficiais como pitting e porosidade da estrutura superficial do esmalte, desmineralização, degradação da matriz orgânica e alterações da microdureza do esmalte (Klaric *et al.*, 2013).

Os fatores associados às alterações estruturais no esmalte e na dentina estão relacionados a primeiro: pH do produto clareador, aqueles com pH mais baixo geralmente causam mais alterações do que aqueles de concentração semelhante, mas com pH neutro ou alcalino; segundo: a concentração do produto, aqueles de alta concentração causam mais alterações estruturais do que aqueles de baixa concentração; terceiro: tempo de aplicação, mais alterações estruturais na estrutura dentária são observadas após um longo tempo de aplicação dos agentes clareadores (Llena *et al.*, 2018).

Vários estudos em dentes vitais mostraram que estas modificações parecem não ser permanentes porque a saliva humana natural pode eliminar a desmineralização; além disso, as modificações na dureza da superfície do esmalte podem ser reduzidas pela aplicação de flúor, que pode manter o equilíbrio entre o processo de remineralização e desmineralização (Da Costa Soares *et al.*, 2013).

2.2.9.4. Efeitos do branqueamento na restauração de resina composta
2.2.9.4.1. Propriedades da superfície de restaurações de resina composta

As alterações superficiais das resinas compostas são atribuídas à erosão e degradação da matriz de resina composta causada pelos radicais livres produzidos pelos peróxidos. Os radicais livres influenciam negativamente a interface resina-carga causando quebra na conexão da ligação química entre as partículas de carga inorgânica e a matriz de resina orgânica (Dumer *et al.*, 2014).

Em alguns estudos de MEV e análises profilométricas, foi demonstrado que os géis branqueadores de peróxido de carbamida a 10-16% podem levar a um aumento ligeiro, mas estatisticamente significativo, da rugosidade da superfície e das porosidades das resinas compostas Microfilled e híbridas (Majeed *et al.*, 2015). No entanto, noutro estudo de MEV, concluiu-se que a aplicação de gel de peróxido de hidrogénio a 6% a um compósito híbrido num protocolo de ciclagem, com armazenamento intermitente em saliva, poderia modificar ou enfraquecer o impacto do peróxido de hidrogénio através da formação de uma camada salivar protetora da superfície no material restaurador (Schemehom *et al.*, 2004). O polimento das restaurações após o branqueamento é aconselhável, uma vez que o aumento da rugosidade da superfície irá aumentar a aderência de certos microrganismos cariogénicos às superfícies externas dos materiais de restauração com cor dos dentes (Bittencourt *et al.*, 2014).

2.2.9.4.2. Alterações de cor da restauração de resina composta

Elhoshy *et al.* (2018) encontraram mudanças significativas na cor dos compósitos de resina Nanohybrid após o clareamento com peróxido de carbamida a 15%. Outro estudo descobriu que a mudança de cor das resinas compostas era especialmente notável após o uso de uma alta concentração de peróxido (35%) (Amengual-Lorenzo *et al.*, 2019).

Geralmente, as alterações na cor dos materiais de restauração têm sido atribuídas à oxidação de pigmentos de superfície e compostos de amina (Yu *et al.*, 2015). As diferenças na alteração de cor de vários materiais compósitos podem estar relacionadas com as quantidades de resina, diferentes graus de conversão da matriz de resina, conteúdo de carga e tamanho das partículas (Varanda *et al.*, 2013). Muitos estudos descobriram que o branqueamento pode remover manchas da superfície externa de uma restauração de compósito e outros mostraram que o branqueamento com peróxido de hidrogénio a 15% foi mais eficaz do que o polimento para remover manchas e restaurar a cor original das resinas compostas (El-Murr *et al.*, 2011).

2.3. Descoloração de materiais compostos de resina

A descoloração dos compósitos de resina ocorre quando uma

restauração de compósito reflecte uma correspondência de cor inaceitável com os dentes circundantes e é uma das principais causas para a substituição de restaurações; a estabilidade da cor a longo prazo no ambiente oral é uma propriedade crucial dos materiais de restauração estéticos, mas as resinas compostas são susceptíveis a vários graus de descoloração após exposição prolongada ao ambiente oral que afectam a sua longevidade (Mundim *et al.*, 2010). Embora tenham sido alcançadas grandes melhorias no campo dos materiais dentários nos últimos anos, a estabilidade da cor das restaurações de resina composta continua a ser um problema e parece estar relacionada com causas multifactoriais (Chen, 2010).

São geralmente descritos três tipos de descolorações de compósitos de resina:

1. descoloração externa ou superficial devida à acumulação de placa bacteriana e de manchas superficiais (mancha extrínseca), que está intimamente relacionada com os hábitos de higiene, alimentares e tabágicos.

2. Alteração da cor na superfície ou subsuperfície, implicando alterações na superfície dos compósitos à base de resina (RBC) que promovem a degradação superficial, a rugosidade da superfície, a penetração ligeira e a adsorção de agentes corantes nas superfícies dos RBC.

3. Corpo, ou descoloração intrínseca devido a reacções físico-químicas na parte mais profunda da restauração (Poggio *et al.*, 2012).

Muitas causas têm sido relacionadas com a descoloração dos compósitos de resina, como se segue:

- Composição dos materiais compósitos de resina: A estrutura dos compósitos de resina e as características das partículas têm um impacto direto na suavidade da superfície e na suscetibilidade a manchas (Barutcigil e Yildiz, 2012).

A matriz de resina desempenha um papel importante na estabilidade de cor dos compósitos de resina porque a afinidade da resina para os corantes é modulada pela sua taxa de conversão e pelas suas características químicas, uma taxa de conversão de resina insuficiente irá de facto favorecer a absorção de água e de alguns corantes (Ceci *et al., IOT!}*. Sendo a taxa de sorção de água de particular importância e actuando presumivelmente como veículo de penetração, foi demonstrado que os materiais que exibem valores elevados de sorção de água são mais facilmente corados por corantes hidrofílicos em soluções aquosas, porque a sorção excessiva de água pode diminuir a longevidade dos RBCs, expandindo e plastificando a matriz de resina, hidrolisando o agente de acoplamento de silano e produzindo formações de microfissuras. Consequentemente, as microfissuras na interface entre as partículas de carga e a matriz de resina permitem a degradação da superfície por ácidos, aumentam a rugosidade da superfície e a penetração da solução de coloração (Tanthanuch *et al.*, 2016).

A suavidade da superfície e a suscetibilidade à coloração também estão relacionadas com as propriedades das cargas inorgânicas, como o tipo, a forma, a distribuição e o tamanho das partículas de carga. As partículas de carga maiores produzem uma superfície mais rugosa que permite a penetração e a adsorção de agentes corantes na superfície das hemácias (Ceci *et al.*, 2017).

- A qualidade da superfície dos compósitos de resina: os compósitos de resina sofrem alterações superficiais e microestruturais como resultado dos procedimentos de mastigação e acabamento-polimento; procedimentos de acabamento e polimento inadequados podem influenciar negativamente a qualidade da superfície do compósito e podem, portanto, estar relacionados com a descoloração precoce dos compósitos de resina (Ashok e Jayalakshmi, 2017). A rugosidade da superfície do compósito de resina também pode ser causada pelo desgaste e degradação química que consequentemente aumenta o manchamento extrínseco (Ceci *et al., ЮT!}*.

- A inibição da polimerização pela camada de inibição de oxigénio na superfície da restauração e na periferia das porosidades pode induzir descolorações do compósito porque faz com que as hemácias sejam mais propensas a soluções de coloração (Halacoglu *et al.*, 2016).

- Amolecimento da superfície da restauração de resina composta: o fenómeno de amolecimento da resina composta está associado ao afrouxamento da estrutura do polímero e à diminuição da

resistência ao desgaste e maior propensão para a coloração da superfície. Resinas de restauração

são susceptíveis de amolecimento quando expostos a certos compostos orgânicos; estes compostos podem estar presentes em alimentos e bebidas, possivelmente em certas pastas dentífricas, agentes branqueadores, ou podem ser formados na placa bacteriana pelo metabolismo bacteriano (Mara da Silva *et al.*, 2019).

Os compostos plastificantes ácidos acético e propiónico são produzidos na placa bacteriana, pelo que se pode esperar que as restaurações de resina cobertas por placa bacteriana sejam susceptíveis de uma coloração superficial mais pronunciada do que as restaurações sem placa bacteriana. Por outras palavras, é possível que o nível de higiene oral possa estar associado ao amolecimento da superfície dos compósitos de resina e afetar as suas propriedades estéticas e ópticas (Ashok e Jayalakshmi, 2017).

- Descoloração intrínseca significa alteração da cor da restauração estética

O material compósito pode ser alterado por si só. A cor intrínseca dos materiais compósitos pode também ser alterada em resultado do envelhecimento do compósito sob várias condições físico-químicas, tais como irradiação visível e ultravioleta, alterações térmicas e humidade. Em particular, as tensões físico-químicas induzem a degradação superficial e subsuperficial dos materiais compósitos. Por exemplo, facilitam a formação de defeitos como microfissuras através de microvazios preexistentes ou lacunas interfaciais localizadas na interface entre as cargas e a matriz; estas microcavidades representam uma via de penetração preferencial para manchas (Ashok e Jayalakshmi, 2017).

Os aditivos químicos dos compósitos, especialmente os que não reagem, como os iniciadores, os aceleradores e os filtros ultravioleta, também podem degradar-se em compostos coloridos (Barutcigil e Yildiz, 2012).

2.4. Alterações de cor

Munsell foi o primeiro a ilustrar sistematicamente a cor no espaço tridimensional; no sistema de Munsell, os três atributos da cor são Matiz, Croma e Valor. A tonalidade é o atributo de perceção da cor pelo qual um objeto é julgado como sendo vermelho, roxo, azul, amarelo, etc., o croma (saturação) refere-se à profundidade ou pureza da tonalidade, o valor (luminosidade) descreve a intensidade global de quão clara ou escura é uma cor (Johnston, 2009). Existem muitos métodos disponíveis para medir a cor dos dentes e também para as alterações de cor após os procedimentos de branqueamento dentário, como se segue (Joiner e Luo, 2017).

2.4.1. Guia de sombra manual (visual)

O método mais amplamente utilizado para avaliar clinicamente a cor dos dentes é a correspondência visual de cores com um guia de cores comercial. Embora seja um método rápido e económico, é considerado um método inconsistente e subjetivo, uma vez que factores como a iluminação, a idade, o sexo, a fadiga ocular e as deficiências da visão cromática podem afetar a seleção visual da cor (Chen *et al.*, 2012).

O VfTA Classical shade guide é um guia de cores visual composto por dezasseis separadores; os separadores estão organizados em quatro grupos (A-D) com base na tonalidade e com o aumento do croma dentro dos grupos; nesta disposição, o Grupo A é castanho-avermelhado, o Grupo B é amarelo-avermelhado, o Grupo C é cinzento e o Grupo D é cinzento-avermelhado, como se pode ver na Figura (2.3) (Ragain, 2016 a). O guia de cores VfTA Classical é amplamente utilizado, mas apresenta alguns pontos fracos, incluindo o facto de a gama de cores ser inadequada e as diferenças de cor entre os separadores de cores não serem uniformes e sistemáticas (Igiel *et al.*, 2016). Por conseguinte, o guia de cores 3D Master foi introduzido em 1998 e era composto por 26 separadores de cores em cinco grupos, de acordo com a luminosidade; dentro de cada grupo, os separadores estão dispostos verticalmente de acordo com o croma e horizontalmente de acordo com a tonalidade, como se pode ver na Figura (2.3) (Ragain, 2016 a). Este desenho permite ter uma gama de cores mais ampla e uniforme, uma melhor distribuição de cores e uma melhor repetibilidade de medição da cor do dente em comparação com as guias de cor VITA Classical (Gomez-Polo, *et al.*,

2015).

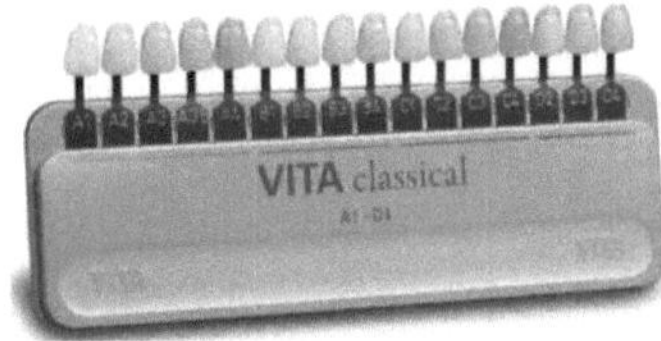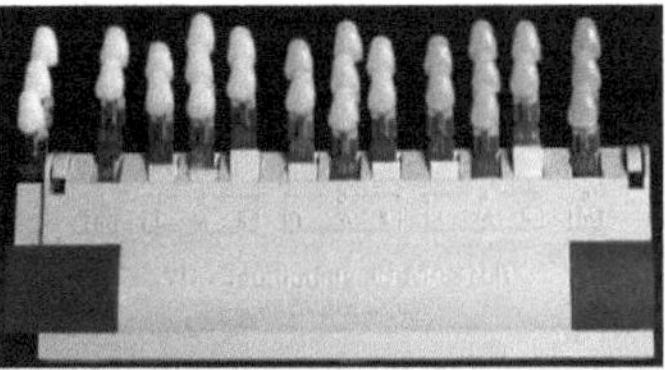

VITA classical shade guide   VITA 3D Master shade guide

Figura (2.3): Guias de sombra manuais (visuais). (Ragain, 2016 a).

2.4.2. Guia de sombra automática

Existem três categorias principais de dispositivos automáticos de seleção da cor; estes dispositivos de seleção da cor foram introduzidos na profissão dentária para ultrapassar as limitações e inconsistências dos sistemas manuais (visuais) de seleção da cor. Estes dispositivos podem ser classificados como colorímetros, espectrofotómetros e dispositivos de imagem digital (Ragain, 2016 a).

2.4.1.1. Colorímetros

Os colorímetros são dispositivos simples concebidos para medir a cor através da utilização de um filtro que simula o olho humano; o filtro dos colorímetros converte a luz reflectida de um objeto em áreas vermelhas, verdes e azuis do espetro visível e, normalmente, converte-a em valores CfE Lab (Ragain, 2016 b).

Em geral, os colorímetros são fáceis de usar, fiáveis, têm boa repetibilidade e são precisos para medições de diferenças de cor. De acordo com kim-pusateri *et al* (2009), a repetibilidade de um colorímetro para medir separadores de cor *in vitro* foi de 99,0% com uma precisão de 92,6%. As desvantagens destes dispositivos incluem a sua conceção para medir superfícies planas e a perda de luz nos bordos dos dentes a serem medidos devido à translucidez do dente, o que pode dar valores de cor incorrectos. O ShadeVison e o ShadeEye NCC® são dois exemplos de colorímetros clínicos dentários, como se pode ver na Figura (2.4) (Ragain, 2016 a).

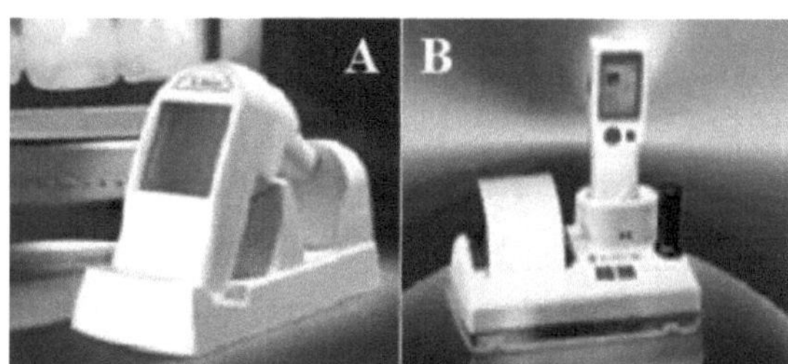

Figura (2.4): A: Colorímetro clínico dentário ShadeVison.

B: Colorímetro clínico dentário ShadeEye NCC®. (Ragain, 2016 a).

2.4.2.2. Espectrofotómetros

Os espectrofotómetros são dispositivos mais sofisticados, concebidos para medir a quantidade de energia luminosa reflectida por um objeto ao longo do espetro de luz visual (380-780 nm) e podem converter a reflectância espetral medida em coordenadas de cor (CIEXYZ, CIELAB ou CIELCH) e em vários valores de cor dos dentes (Chu *et al.,* 2010). As medições dos espectrofotómetros não estão sujeitas a preconceitos humanos, subjetividade ou deficiências de visão, pelo que os espectrofotómetros podem ser os instrumentos mais precisos para a correspondência de cores em medicina dentária com resultados precisos (Chen *et al.,* 2012). Bahannan (2014) comparou a qualidade da correspondência de cores entre estudantes de medicina dentária e descobriu que a cor correcta selecionada utilizando o método visual era de apenas 36,3% e 80,4% utilizando um espetrofotómetro. No entanto, é necessário ter cuidado ao utilizar estes aparelhos, uma vez que o grau de repetibilidade da correspondência pode ser influenciado pelo iluminante ambiente e pelo fundo que pode ser aplicado nos dentes; além disso, estes aparelhos são instrumentos de medição por contacto, pelo que pode ocorrer embaciamento da lente ótica durante a medição in vivo, o que leva a leituras imprecisas (Yuan *et al.*, 2012). Existem vários espectrofotómetros clínicos fiáveis e de alta qualidade disponíveis para aplicações clínicas com diferentes designs, software e saída de dados, como o VITA Easy Shade e o Crystal Eye, como se pode ver na Figura (2.5) (Ragain, 2016 a).

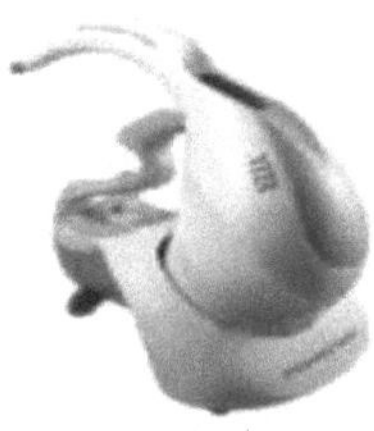
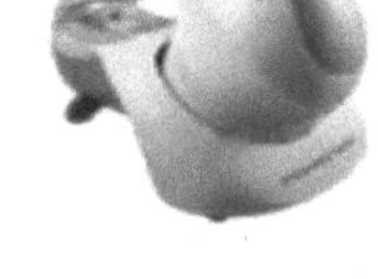

Figura (2.5): Dois exemplos de espectrofotómetros clínicos dentários. (Ragain, 2016 a).

2.4.1.2. Câmaras digitais e sistemas de imagiologia

As câmaras digitais baseiam-se no modelo de cor vermelho, verde e azul (RGB), no qual a câmara obtém dados vermelhos, verdes e azuis que são utilizados para produzir a imagem a cores (Carney e Johnston, 2016). Normalmente, a imagem das amostras é capturada sob condições de iluminação controlada por uma câmara digital, juntamente com padrões de calibração adequados, e depois analisada através de software informático para determinar a cor, expressando-a frequentemente em termos de valores CIE Lab (Commission Internationale de !'Eclairage, L*, a*, b*) (Anad e Sharma, 2016). A utilização de câmaras digitais disponíveis comercialmente na prática dentária pode ser muito apelativa para o clínico devido à facilidade de utilização e disponibilidade de câmaras digitais que são baratas em comparação com outros dispositivos (Joiner e Luo, 2017).

2.4.2. Comissão Internacional de Iluminação, CIE Lab . ystem

Existem dois sistemas utilizados para descrever a cor: o sistema de cores Munsell, descritivo, e o sistema da Comissão Internacional de Iluminação (CIE Lab), mais quantitativo (Elamin *et al.*, 2015). O sistema Munsell descreve a cor em três atributos: Matiz, Croma e Valor (Johnston, 2009).

O CIE Lab descreve a cor através da mistura de três coordenadas de cor: L*, a* e b* (Pecho *et al.*, 2016). Desde 1931, as unidades CIE Lab têm sido utilizadas para a quantificação da cor, quando analisadas matematicamente para comparar os parâmetros de cor de diferentes objectos; neste sistema, o espaço de cor consiste em três coordenadas L*, a* e b*, conforme ilustrado na Figura (2.6); ao atribuir valores numéricos a estas três coordenadas, o sistema CIE Lab é capaz de localizar um objeto num espaço de cor tridimensional (3D), uma vez que estas coordenadas são fundamentais para a transformação de dados de energia espetral em dados de cor significativos (Anad e Sharma, 2016).

O L* refere-se à coordenada de luminosidade e o seu valor varia entre (0) para um preto perfeito e (100) para um branco perfeito; o a* e o b* são as coordenadas de cromaticidade no eixo vermelho-verde e no eixo amarelo-azul, respetivamente; os valores ($^+$ a*) reflectem a gama de cores vermelhas e os valores (-a*) indicam a gama de cores verdes; do mesmo modo, os valores ($^+$ b*) indicam a gama de cores amarelas e os valores (-b*) indicam a gama de cores azuis (Hyun *et al.*, 2016).

Após o cálculo dos valores CIE Lab, as alterações de cor (AE) foram calculadas de acordo com a seguinte fórmula (ElSayad, 2018).

$$\Delta E^* = \sqrt{(\Delta L*)^2 + (\Delta a*)^2 + (\Delta b*)^2}$$

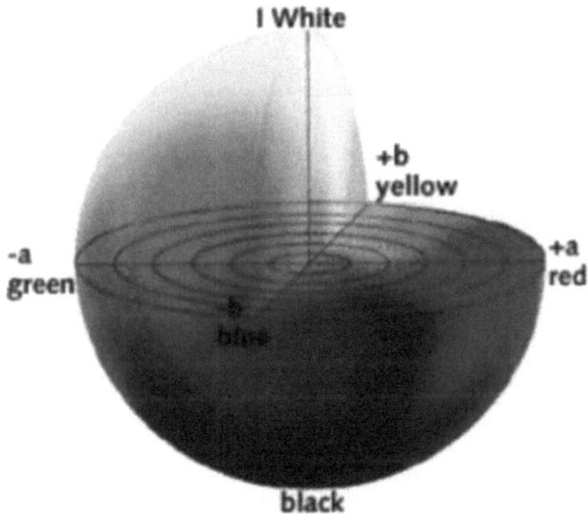

Figura (2.6): O espetro de coordenadas do laboratório CIE. (Anad e Sharma, 2016).

2.5. Rugosidade da superfície

A rugosidade da superfície é a medida da textura de uma superfície; é quantificada pelos desvios verticais de uma superfície real em relação à sua forma ideal; se estes desvios forem grandes, a superfície é rugosa, mas se forem pequenos, a superfície é lisa (Al Hano, 2013). As consequências do branqueamento dentário na rugosidade da superfície, tanto para os tecidos duros dentários como para os materiais de restauração coloridos, têm sido observadas em muitos estudos; estão relacionadas com muitos factores, como a elevada concentração e o baixo pH dos agentes branqueadores, a frequência e a duração prolongada da exposição aos produtos de branqueamento (Varanda *et al.*, 2013). O aumento da rugosidade da superfície produz mais adesão bacteriana, maturação da placa bacteriana, levando a doenças periodontais, cáries e também um aumento da descoloração externa (Rashid, 2012).

2.5.1. Parâmetros de rugosidade

Pode ser utilizada uma vasta gama de parâmetros de rugosidade para descrever a rugosidade da superfície; no entanto, o R_a é o parâmetro mais utilizado para avaliar a rugosidade e descreve a rugosidade global de uma superfície; pode ser definido como o valor médio aritmético das ordenadas dentro da secção medida e pode ser designado como a altura média (Al Hano, 2013).

A rugosidade está intimamente relacionada com as propriedades de atrito e desgaste de uma superfície; as superfícies com um valor R_a elevado terão normalmente uma rugosidade superficial elevada, um atrito elevado e desgastar-se-ão rapidamente, enquanto os valores R_a pequenos têm normalmente uma superfície lisa e mais resistente à erosão (Kakaboura *et al.*, 2007).

Outros parâmetros utilizados para as medições da rugosidade da superfície incluem R_v que é definido como a profundidade do vale mais profundo e R_p que é a altura máxima numa ordenada de perfil e baseia-se na altura média (Rashid, 2012).

2.5.2. Métodos de medição da rugosidade superficial

Existem vários métodos disponíveis para a avaliação *in vitro* da rugosidade da superfície após procedimentos de branqueamento, como o Surface Profilometer, o Scanning Electron

Microscópio (SEM) e Microscopia de Força Atómica (AFM) (Varanda *et al.*, 2013).

2.5.2.1. Profilómetro de superfície

É um instrumento de medição utilizado para medir o perfil da superfície para quantificar a sua rugosidade (Field *et al.*, 2010). No perfilómetro, a superfície de uma amostra é digitalizada para produzir um perfil bidimensional ou tridimensional, utilizando um dispositivo de medição com ou sem contacto (Joshi *et al.*, 2016).

O método do perfilómetro de contacto envolve o arrastamento de uma agulha de medição, que é principalmente um diamante (varia entre 20 e 25 nanómetros), que corre verticalmente em contacto com uma amostra e depois se move lateralmente através da amostra para uma força de contacto especificada que varia entre menos de 1 e 50 miligramas; um perfilómetro típico pode medir pequenas características verticais com uma altura que varia entre 10 nanómetros e 1 milímetro; a posição da altura da ponta de diamante gera um sinal analógico que é convertido num sinal digital que é armazenado, analisado e apresentado num ecrã; uma desvantagem de um perfilómetro de contacto é que é impreciso quando o tamanho das características de uma superfície é próximo do mesmo tamanho que a ponta, outra desvantagem é que os perfilómetros de contacto têm dificuldade em detetar as falhas do mesmo tamanho geral que a rugosidade da superfície (Al Hano, 2013).

O perfilómetro sem contacto utiliza uma sonda de luz laser com a sua calibração baseada no princípio da triangulação ótica e a matriz vertical varia de 300µm a 10mm, esta capacidade fornece a flexibilidade necessária para analisar poços de erosão muito profundos e até mesmo superfícies curvas (Paice *et al.*, 2011). O perfilómetro a laser não envolve o contacto direto de um estilete com a superfície em estudo; no entanto, um dos problemas encontrados é que os resultados podem ser afectados pela cor e transparência da amostra (Heurich *et al.*, 2010). As vantagens dos profilómetros de contacto (profilómetros de estilete) em relação aos profilómetros sem contacto (profilómetros ópticos) são as seguintes (Al Hano, 2013).

1. Aceitação: a maior parte das normas mundiais relativas ao acabamento de superfícies foram redigidas para perfilómetros de contacto.

2. Independência da superfície: o contacto com a superfície é muitas vezes uma vantagem num ambiente não limpo, onde os métodos sem contacto podem acabar por medir os contaminantes da superfície em vez da própria superfície. Além disso, como a caneta está em contacto com a superfície, este método não é sensível à reflectância ou à cor da superfície.

3. Resolução: O raio da ponta da caneta pode ser tão pequeno como 20 nanómetros e é significativamente melhor do que o perfilamento ótico de luz branca.

4. Técnica direta: não é necessária qualquer modelação.

2.5.2.2. Microscópio Eletrónico de Varrimento (SEM)

O Microscópio Eletrónico de Varrimento (MEV) é normalmente utilizado para observar riscos e defeitos produzidos numa superfície; é um tipo de microscópio que utiliza um feixe de electrões para iluminar a amostra e produzir uma imagem ampliada (Ganss *et al.*, 2010). No entanto, o MEV tem limitações na definição da topografia da superfície, uma vez que a técnica de feixe de electrões não permite a visualização da textura tridimensional da superfície. Além disso, como nas técnicas de feixe de electrões o contraste depende das diferentes emissões de electrões, não é possível obter contraste em materiais de superfície plana e homogénea (Kakaboura *et al.*, 2007).

2.5.2.3. Microscopia de força atómica (AFM)

A Microscopia de Força Atómica (AFM) é um dispositivo bem estabelecido e documentado para a determinação da rugosidade da superfície dos materiais; a sua aplicação está amplamente presente em todos os campos científicos e médicos, incluindo a medicina dentária (Pantic *et al.*, 2015). O AFM foi desenvolvido por Binning e Quate em 1986 e foi a primeira tecnologia para medição de alta precisão e visualização de imagens em tempo real (Binnig *et al.*, 1986). O AFM permite a digitalização em 3D da topografia das superfícies de contacto de diferentes materiais a nível micro e nano, sob a forma de imagens 3D de alta resolução e sob uma grande variedade de condições (Giacomelli *et al.*, 2010). Devido à ponta mais afiada e à pequena força de carga, a resolução lateral no AFM é extremamente melhorada em comparação com o perfilómetro convencional; é uma técnica não destrutiva que oferece a possibilidade de avaliar as mesmas amostras antes e depois do tratamento. No entanto, o alcance máximo de medição do

AFM é limitado à superfície de 100 x 100 µm (Mwema *et al.*, 2018).

Capítulo 3: Materiais e métodos

3.1. Materiais e equipamentos:

Os materiais, instrumentos e equipamentos utilizados neste estudo estão listados na Tabela (3.1).

Tabela (3.1): Materiais e equipamentos.

	Materials and Equipment	Manufacture
1	Aluminum oxide coated polishing discs	Sof-Lex, 3M ESPE,USA
2	Artificial saliva	Wyvern Medical LTD, UK
3	Coffee	Nescafe, Classic, Indonesia
4	Dash Chairside whitening system	Philips Oral Health, USA
5	Distilled water	Iraq
6	Filter paper	Whatman, AmbalaCantt, India
7	Incubator	JRAD, Syria
8	Joyfil Nano hybrid composite	3D Dental, USA
9	Light curing unit, (LED)	Woodpecker, China
10	Mylar strip	Derfla, Germany
11	Omnichroma resin based composite	Tokuyama Dental, Japan
12	Plastic instrument	DENTECH, UK
13	Polyurethane mold	Zendura Dental, USA
14	Straight-type micro motor Handpiece	NSK, Japan
15	Stylus profilometer	Taylor-Hobson,Talysurf 10,U.K.
16	VITA Easyshade®V Spectrophotometer	Vita Zahnfabrik, Germany

3.2. Especificação e composição dos produtos

Os principais ingredientes dos produtos utilizados neste estudo estão demonstrados na Tabela (3.2).

Tabela (3.2): Composição dos principais produtos utilizados neste estudo

Product name	Type	Composition
Joyfil	Nano Hybrid Universal . omposite (Shade: A₂)	**Matrix**: BIS-GMA **Filler**: Non- agglomerated 7 nm Nano-silica filler in size and aggregated schott glass/silica Nano-cluster filler. The range is 0.7μm (74%w, 58.89%v)
Omnichroma	Nano Hybrid composite (Universal shade)	**Matrix**: 1,6 (methacryl ethyloxycarbonylamino), UDMA,TEGDMA. **Filler:** Spherical silica-zirconia filler. Ranging from 0.2-0.6 μm. Mean particle size is 0.3μm (79%w, 68% v).
Dash Chairside whitening system	In-office Chemical Bleaching	30% Hydrogen Peroxide
Artificial saliva	Ready-made	Calcium chloride, Magnesium chloride, Sodium chloride, Potassium chloride, Dibasic sodium phosphate, Carboxymethylcellulose, Sorbitol (30mg/ml), Glycerol, Methylparaben, Propylparaben, Mint flavor, pH (7).

3.3. Preparação e agrupamento das amostras

Foram utilizados dois materiais de resina compósita Nano diferentes (compósito híbrido Joyfil Nano e compósito à base de resina Omnichroma), como se pode ver na Figura (3.1), para fabricar 64 amostras (32 amostras de cada tipo Nano). As amostras Joyfil foram fabricadas utilizando a tonalidade A2, enquanto as amostras Omnichroma foram fabricadas utilizando a tonalidade universal porque o compósito de resina Omnichroma tem a caraterística única de ter uma tonalidade universal. Foi utilizado um molde de poliuretano, como se mostra na Figura (3.2), para fabricar as amostras. As amostras tinham a forma de disco (5 mm de diâmetro e 2 mm de altura) (Yikilgan *et al.*, 2017). O molde de poliuretano foi posicionado numa tira de Mylar sobre uma placa de vidro e preenchido com o material compósito testado, depois a superfície do molde foi coberta com outra tira de Mylar e uma placa de vidro (Bahari *et al.*, 2019). A utilização da tira de Mylar melhorará a qualidade da superfície ao limitar a camada inibidora de oxigénio (Boussès *et al.*, 2020). O molde foi então comprimido com uma carga de 500g durante 30 segundos para permitir que o excesso de material vazasse, compactar o material, evitar a formação de vazios e bolhas e obter superfícies paralelas (Bahari *et al.*, 2019). A carga foi então interrompida e as amostras foram fotopolimerizadas através da placa de vidro por 20 segundos de cima e de baixo (40 segundos no total) usando (unidade de fotopolimerização LED, fase azul, Woodpecker, China) com 1000 mW\ cm^2 intensidade de luz; a distância entre a fonte de luz e a amostra foi padronizada segurando a ponta da unidade de fotopolimerização em contato direto com a placa de vidro que tinha Icm de espessura (Hanng *et al.*, 2007).

Após a polimerização, os lados laterais de cada amostra foram polidos com discos de polimento revestidos com óxido de alumínio, depois as amostras foram limpas e imersas em saliva artificial a 37° C durante 24 horas (Telang *et al.*, 2018). A Figura (3.3) mostra as amostras de estudo dos compósitos de resina Joyfil e Omnichroma após a polimerização.

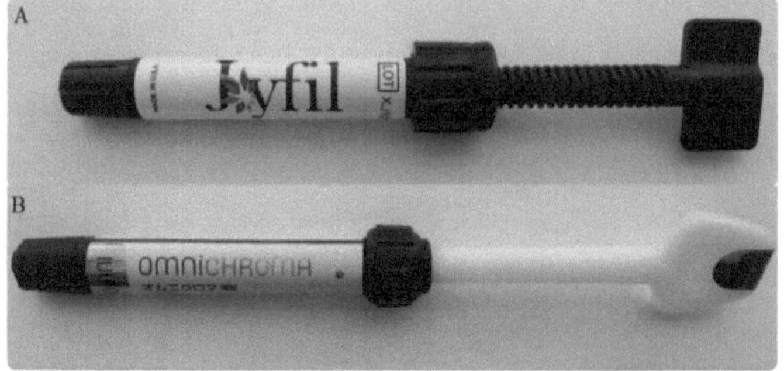

Figura (3.1): (A): Compósito de resina Joyfil Nano Hybrid.

(B): Compósito à base de resina Omnichroma.

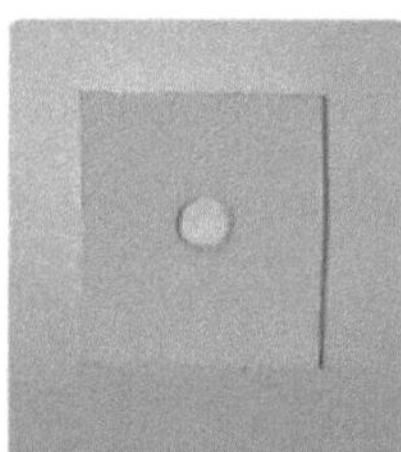

Figura (3.2): Molde de poliuretano utilizado para o fabrico das amostras de estudo compósitas.

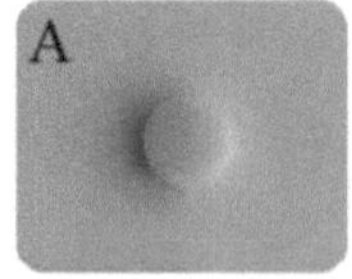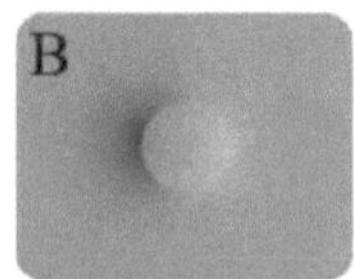

Figura (3.3): (A): Amostra composta do estudo Joyfil.

(B): Amostra composta do estudo Omnichroma.

Cada material compósito de resina Nano foi utilizado para fabricar 32 amostras, as amostras dos dois tipos de Nano foram divididas aleatoriamente em dois grupos principais:

1. ***Grupo 1:*** Compósito nano-híbrido Joyfil. *(32 amostras).*
2. ***Grupo 2:*** Compósito à base de resina Omnichroma. *(32 amostras).*

Os dois grupos principais de amostras de compósitos foram subdivididos aleatoriamente em quatro subgrupos; cada subgrupo continha 16 amostras (8 amostras de cada tipo de material de resina composta), do seguinte modo

Subgrupo de controlo: As amostras foram armazenadas em saliva artificial a 37° C durante 1 semana, depois foram efectuadas as medições da alteração de cor e da rugosidade da superfície, que foram consideradas como dados de base.

❖ ***Subgrupo de coloração:*** As amostras foram submetidas a coloração por uma solução de café. As amostras foram incubadas numa solução de café a 37° C durante 48 h, depois foram efectuadas as medições da mudança de cor e da rugosidade da superfície.

Subgrupo de coloração e branqueamento: Em primeiro lugar, as amostras foram submetidas a coloração por café, as amostras foram incubadas numa solução de café a 37° C durante 48 h. Após a coloração, as amostras foram submetidas a branqueamento químico por gel de HP a 30%, em seguida, a mudança de cor e as medidas de rugosidade da superfície foram tomadas.

❖ ***Subgrupo de branqueamento:*** As amostras foram sujeitas a branqueamento químico com gel de HP a 30% e, em seguida, foram efectuadas as medições da alteração de cor e da rugosidade da superfície. A Figura (3.4) ilustra o agrupamento das amostras do estudo.

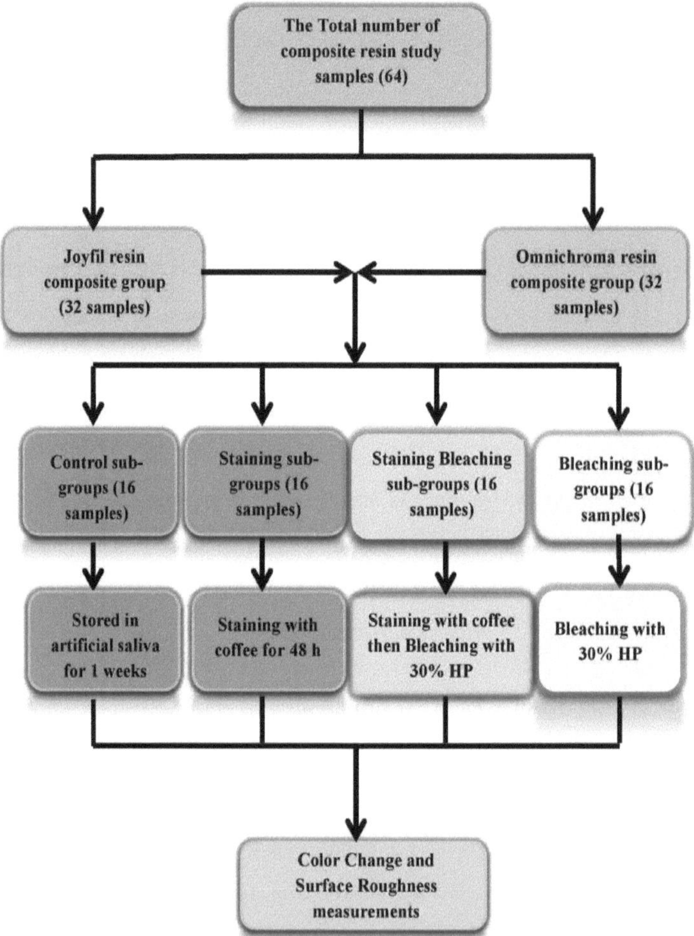

Figura (3.4): Diagrama esquemático ilustrando o agrupamento das amostras

3.4. Procedimento de coloração

Os espécimes dos subgrupos de coloração e branqueamento foram corados por um procedimento de coloração realizado de acordo com um estudo anterior de El Sayad, 2018. Foi preparada uma solução de coloração misturando (1,5 g) de pó de café (Nescafé Classic, Nestlé, Indonésia) em 120 ml de água destilada a ferver, de acordo com as recomendações do fabricante. Após agitação, a solução foi filtrada com um papel de filtro e as amostras foram imersas na solução de café e armazenadas na incubadora durante 48 h a 37 °C. Após o procedimento de coloração, os espécimes dos subgrupos de coloração foram cuidadosamente lavados com água destilada durante 1 minuto e secos ao ar com uma seringa tripla durante 10 segundos, para estarem prontos para efetuar as medições da alteração da cor e da rugosidade da superfície, enquanto os espécimes dos subgrupos de coloração e branqueamento foram cuidadosamente lavados com água destilada e incubados novamente em saliva artificial a 37° C durante 1 dia, até se efetuar o procedimento de branqueamento. A Figura (3.5) e a Figura (3.6) mostram as amostras de estudo dos compósitos Joyfil e Omnichroma antes e depois da coloração, respetivamente.

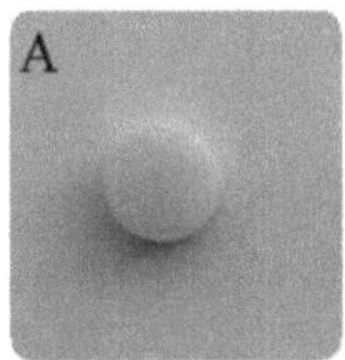
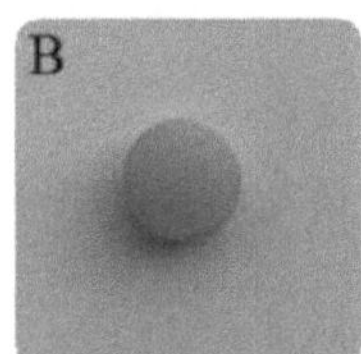

Figura (3.5): (A): Amostra de estudo do compósito Joyfil antes da coloração.

(B): Amostra de estudo do compósito Joyfil após coloração.

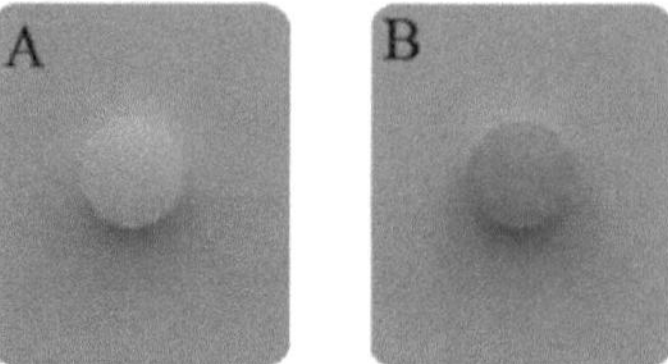

Figura (3.6): (A): Amostra de estudo composta de Omnichroma antes da coloração.

(B): Amostra de estudo composta de Omnichroma após coloração.

3.5. Processo de branqueamento

Os espécimes de ambos os subgrupos de branqueamento e branqueamento foram tratados com um agente de branqueamento contendo 30% de peróxido de hidrogénio. O procedimento de branqueamento foi efectuado utilizando o sistema de branqueamento químico (Dash Chairside whitening system, Philips, EUA) para uso exclusivo no consultório dentário, como se pode ver na Figura (3.7). O agente branqueador foi aplicado com a seringa numa quantidade igual e uniformemente espalhado numa superfície de cada espécime com a ajuda de um aplicador de algodão. Os espécimes foram submetidos ao branqueamento durante um período de 45 minutos, por 3 ciclos (cada ciclo durou 15 minutos), de acordo com as instruções do fabricante. No final do processo de branqueamento, as amostras foram lavadas em água corrente durante 1 minuto para eliminar os restos do agente branqueador das superfícies das amostras e secas com uma seringa tripla durante 10 segundos antes de se efectuarem as medições da alteração de cor e da rugosidade da superfície. A Figura (3.8) e a Figura (3.9) mostram as amostras de estudo dos compósitos Joyfil e Omnichroma do subgrupo Branqueamento por Coloração após a coloração e após o branqueamento, respetivamente.

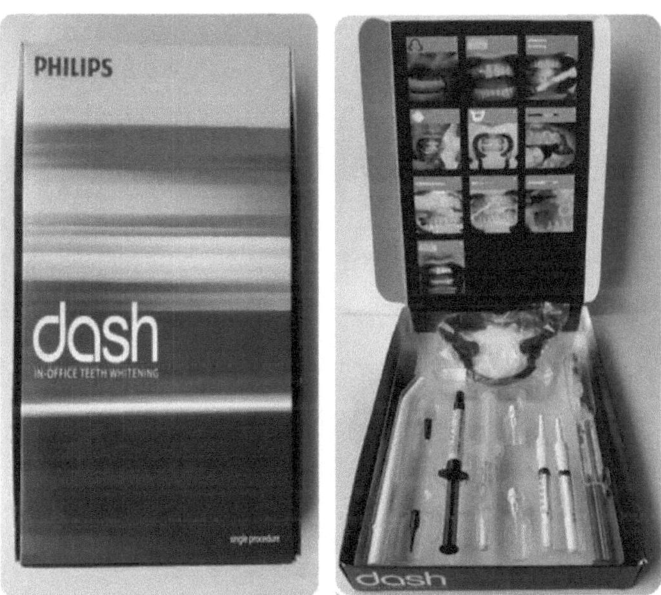

Figura (3.7): Sistema de branqueamento Dash Chairside

Conteúdo do kit de branqueamento Dash Chairside:

1. Seringa de gel de procedimento (2,9 g) com 2 pontas flocadas (3 aplicações de arco duplo).

2. Liquidam Barrier Syringe (2,9 g) com 2 pontas (3 aplicações de arco

duplo).

3. Seringa de gel de higiene oral ACP Relief (2,4 ml) com ponta (2 aplicações em arcada dupla).

4. (2) Cotonetes aceleradores de branqueamento.

5. Retractor de bochecha e bloco de mordida.

6. Ponta de sucção.

7. Babete facial.

8. (2) Rolos de algodão e pacote de gaze

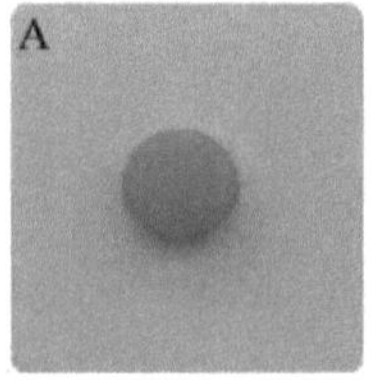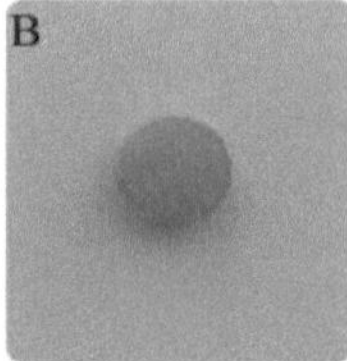

Figura (3.8): (A): Amostra de estudo do compósito Joyfil após coloração.

(B): Amostra de estudo do compósito Joyfil após branqueamento e coloração.

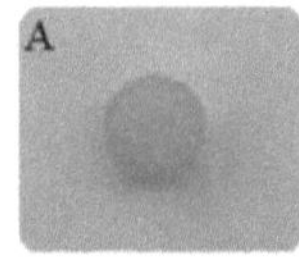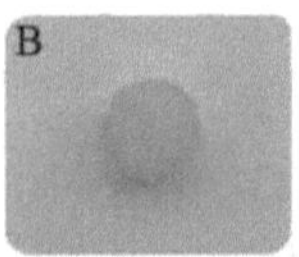

Figura (3.9): (A): Amostra de estudo composta de Omnichroma após coloração.

(B): Amostra de estudo do compósito Omnichroma após o branqueamento após a coloração

3.6. Procedimento de medição da alteração de cor

A medição da alteração de cor foi realizada para todos os espécimes dos dois materiais testados utilizando o espetrofotómetro VITA Easyshade® V. As medições da alteração de cor para os espécimes dos subgrupos de controlo foram efectuadas primeiro e consideradas como dados de base. O VITA Easyshade é um espetrofotómetro digital de clique simples que fornece uma leitura instantânea da cor; consiste numa peça de mão sem fios com uma sonda de contacto de 5 mm de diâmetro, como se pode ver na Figura (3.10). Durante o processo de medição, cada amostra foi colocada sobre um fundo branco para evitar quaisquer potenciais efeitos de absorção dos parâmetros de cor e para evitar os erros resultantes de factores ambientais.

fatores como fonte de iluminação, distância, angulação, fundo, entre outros (Hussein, 2019). Antes de cada sessão de medição, o espetrofotómetro VITA Easy shade foi calibrado de acordo com as instruções do fabricante e, em seguida, a amostra foi iluminada pela periferia da ponta da sonda, direcionando a luz dos LEDs brancos para a superfície da amostra.

As medições deste espetrofotómetro dependem da CIE L*a*b* (Commission International del'Eclairage) para realizar o teste de mudança de cor. O L* refere-se à coordenada de luminosidade e o seu valor varia entre (0) para preto perfeito e (100) para branco perfeito, o valor a* é uma medida do eixo vermelho-verde, os valores (+a*) reflectem a gama de cores vermelhas e os valores (-a*) indicam a gama de cores verdes, enquanto o valor b* é uma medida do eixo amarelo-azul, os valores (+b*) indicam a gama de cores amarelas e os valores (-b*) indicam a gama de cores azuis (Hyun *et al.,* 2016).

As medições foram repetidas 3 vezes para cada espécime e a média das leituras foi calculada. A alteração da cor (AE) para cada espécime foi avaliada pela variação dos valores L* (ΔL*), a* (Δa*) e b* (Δb*), subtraindo os dados finais (após a coloração, após o branqueamento após o procedimento de coloração e após o branqueamento) dos dados da linha de base; os valores médios dos dados ΔL*, Δa*, Δb* foram calculados e a gama de cores total de cada espécime foi calculada utilizando a seguinte fórmula.

$$\Delta E^* = \sqrt{(L_2 - L_1)^2 + (a_2 - a_1)^2 + (b_2 - b_1)^2}$$

$$\Delta E^* = \sqrt{(\Delta L^*) + (\Delta a^*) + (\Delta b^*)}$$

ΔE: Color Change.

ΔL: Degree of Lightness (L* post treatment- L* baseline).

Δa: Degree of Redness (a* post treatment- a* baseline).

Δb: Degree of Yellowish (b* post treatment- b* baseline).

Os valores de ΔE* de todas as amostras dos subgrupos foram registados e analisados. De acordo com as alterações de cor em restaurações estéticas, são utilizados três intervalos diferentes para ΔE: ΔE<1, impercetível pelo olho humano, 1< ΔE < 3, apreciado apenas por uma pessoa experiente, e ΔE $\geq$ 3,3, facilmente observado (clinicamente inaceitável) (ElSayad, 2018).

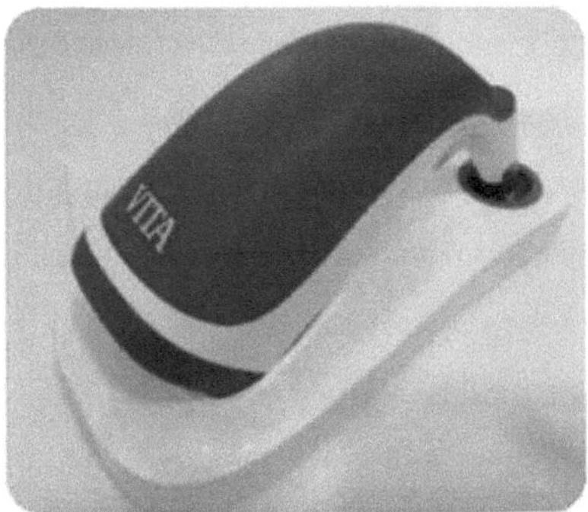

Figura (3.10): Espectrofotómetro VITA Easyshade® V

3.7. Procedimento de medição da rugosidade da superfície

A medição da rugosidade da superfície (R_a) foi realizada através do método do perfilómetro de contacto, que envolve o arrastamento de uma agulha de medição, que é principalmente um diamante (varia entre 20 e 25 nanómetros), que entra verticalmente em contacto com uma amostra e depois se move lateralmente através da amostra para uma força de contacto especificada que varia entre menos de 1 e 50 miligramas; um perfilómetro típico pode medir pequenas características verticais que variam em altura entre 10 nanómetros e 1 milímetro; a posição da altura de

a caneta de diamante gera um sinal analógico que é convertido num sinal digital que é armazenado, analisado e apresentado num ecrã.

Foi utilizado o perfilómetro Taylor-Hobson, como mostra a Figura (3.11), para avaliar as alterações na textura da superfície das amostras de compósito à base de resina Joyfil e Omnichroma após os procedimentos de coloração e branqueamento.

Os valores R_a dos subgrupos de controlo foram tomados em primeiro lugar e considerados como dados de base. Durante a medição, a extremidade do dispositivo do perfilómetro esteve em contacto com o centro da amostra e, em seguida, a medição foi realizada novamente a uma distância de 1 mm da esquerda e da direita do centro da amostra para fins de padronização, pelo que cada amostra foi medida 3 vezes em vários locais; a média das três medições foi registada como um valor de rugosidade da superfície da amostra (Yikilgan *et al.*, 2017). As diferenças na média dos valores de (R_a) em micrómetros (μm) entre todos os subgrupos de amostras foram registadas e analisadas.

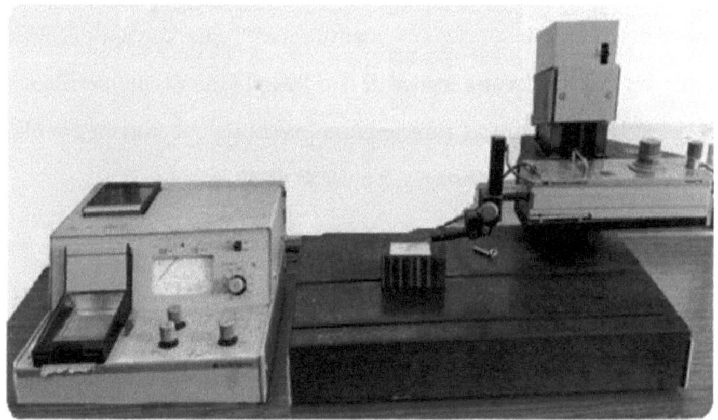

Figura (3.11): Perfilómetro de agulha Taylor-Hobson

3.8. Análise estatística

Os dados foram registados e analisados estatisticamente através de um programa estatístico computorizado (IBM SPSS Statistics, V25). Foi verificada a distribuição normal e optou-se por testes não paramétricos, uma vez que os dados seguem uma distribuição anormal. Foram utilizados os seguintes testes com um nível de significância de 0,05:

Estatísticas descritivas para os valores de (AE) e (R_a):

Que incluiu o número de amostras, a média, o desvio padrão e o erro padrão da média para cada subgrupo de ambos os materiais testados.

Teste de Friedman:

O teste de Friedman de amostras relacionadas foi realizado para comparar entre os subgrupos para (ΔE) e para (R_a) valores de classificação média de ambos os materiais testados. Este teste também foi utilizado para comparar entre os subgrupos se fosse indicada uma diferença significativa entre os subgrupos.

Teste U de Mann-Whitney:

O teste de Mann-Whitney para amostras independentes foi utilizado para comparar os valores médios de (ΔE) e (R_a) entre cada dois subgrupos semelhantes de ambos os materiais.

Análise de correlação:

O teste de Correlação de Pearson (R) foi utilizado para identificar qualquer correlação entre os valores médios de (ΔE) e (R_a) para ambos os materiais testados.

<u>Análise de regressão:</u>

Este teste foi utilizado para determinar a dimensão do efeito de (R_a) sobre (ΔE) para ambos os materiais testados

Capítulo 4: Resultados

4.1. Alteração de cor (AE) dos subgrupos de estudo do compósito de resina Joyfil

4.1.1. Aceitação

A medição da alteração de cor de acordo com o sistema de cor CIE L*a*b* mostrou que os subgrupos de compósito de resina Joyfil (subgrupos de coloração, coloração, branqueamento e branqueamento) indicaram um valor de alteração de cor aceitável ($\Delta E < 3,3$), como se pode ver na Tabela (4.1).

Tabela (4.1): Médias da alteração de cor (ΔE) no sistema de cor CIE L*a*b* para os subgrupos de compósitos de resina Joyfil.

Joyfil sub-groups	ΔE	Acceptance
Staining	3.2	Acceptable
Staining Bleaching	1.64	Acceptable
Bleaching	2.04875	Acceptable

4.1.2. Média dos valores (ΔE)

O número de amostras, a média, o desvio Std. Desvio, e Erro Std. médio dos valores (ΔE) de todos os subgrupos do compósito de resina Joyfil são apresentados na Tabela (4.2).

Tabela (4.2): Número de amostras, Médias, Desvio Std. Desvio e erro padrão

Média dos valores de (ΔE) dos subgrupos do composto Joyfil.

Joyfil sub-groups	N	Mean (ΔE) values	Std. Deviation	Std. Error Mean
Staining	8	3.2	0.382324	0.135172
Staining Bleaching	8	1.64	0.822540	0.290812
Bleaching	8	2.04875	0.252102	0.089131

N:Number, Std.: Standard.

4.1.3. Comparação dos valores (ΔE) entre os subgrupos do composto Joyfil

A Figura (4.1) mostra que os dados dos subgrupos do compósito de resina Joyfil para os valores de (ΔE) não seguem uma distribuição normal.' Por conseguinte, foi utilizado o teste de Friedman, que é um teste não paramétrico de amostras relacionadas, para testar se existia uma diferença significativa entre os três subgrupos de Joyfil para os valores de classificação média (ΔE). Os resultados revelaram que existia uma diferença significativa ($P \leq 0,05$) na classificação média dos valores de (ΔE) entre os subgrupos Joyfil, conforme demonstrado na Tabela (4.3).

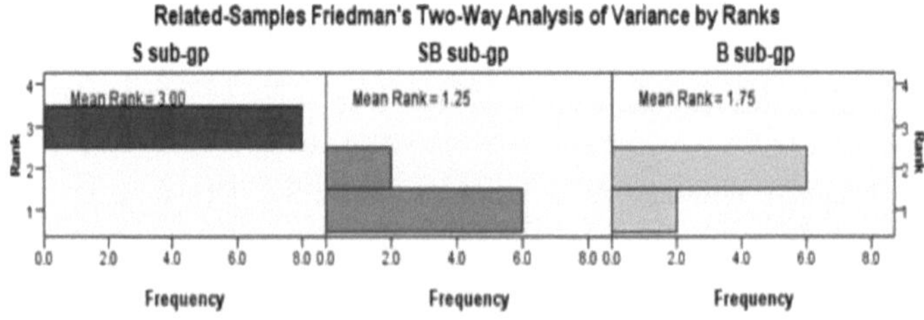

Figura (4.1): Tabela de frequências para os valores de (ΔE) para os subgrupos de compósitos de resina Joyfil. (S sub-gp: Sub-gp de coloração, SB

Tabela (4.3): Comparação dos valores de (ΔE) Mean Rank entre os subgrupos de compósitos de resina Joyfil.

Test	Test statistic	Sig
Related-Samples Friedman's Two-Way Analysis of Variance by Ranks	13	0.002*

*Indicate that there was a significant difference at $P \leq 0.05$.

4.1.4. Comparação dos valores (. E) entre os subgrupos do composto Joyfil

O teste de Friedman também foi utilizado para comparar cada um dos dois subgrupos do compósito de resina Joyfil para os valores de classificação média (ΔE). O teste de Friedman revelou que existia uma diferença significativa entre o subgrupo Staining com os subgrupos Staining Bleaching e Bleaching (P $\leq$ 0,05), enquanto não existia uma diferença significativa (p>0,05) entre os subgrupos Staining Bleaching e Bleaching, como se pode ver na Tabela (4.4). Figura

(4.2) ilustra as diferenças entre cada par de subgrupos de compósito de resina Joyfil para os valores de classificação média (ΔE); a linha amarela indica uma diferença significativa entre os subgrupos, enquanto a linha

77

preta indica que não há diferença significativa entre os subgrupos.

Tabela (4.4): O teste de Friedman compara (ΔE) os valores de classificação média para cada par de subgrupos de compósito de resina Joyfil.

Comparison between every pair of Joyfil composite sub-groups for (ΔE) Mean Rank values	Test Statistic	Sig
Pair 1 SB sub-g – B sub-g	-0.500	0.952
Pair 2 SB sub-g– S sub-g	1.750	0.001*
Pair 3 B sub-g – S sub-g	1.250	0.037*

*Indicate that there was a significant difference at P ≤ 0.05.

(S sub-gp: Staining sub-gp, SB sub-gp: Staining Bleaching sub-gp, B sub-gp: Bleaching sub-gp).

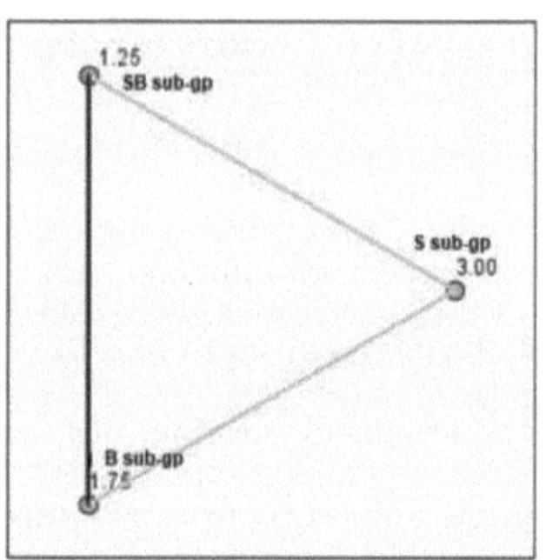

Figura (4.2): Comparação par a par entre cada par de subgrupos de compósitos de resina Joyfil para os valores de classificação média (ΔE). (Cada nó mostra a classificação média da amostra).

4.2. Rugosidade da superfície (R_a) do material compósito de resina joyfíl

4.2.1. Média dos valores de (R)$_a$

O número de amostras, a média, o desvio Std. Desvio e Erro Padrão dos valores médios de (R_a) de todos os subgrupos do estudo do compósito de resina Joyfil (subgrupos Controlo, Coloração, Coloração Branqueamento e Branqueamento) são apresentados na Tabela (4.5).

Tabela (4.5): Número de amostras, Médias, Desvio Std. Desvio e erro padrão Média dos valores (Ra) de todos os subgrupos do composto Joyfil.

Joyfil Sub-groups	N	Mean (R_a) values (μm)	Std. Deviation	Std. Error Mean
Control	8	0.08163	0.023928	0.008460
Staining	8	0.10125	0.037201	0.013153
Staining Bleaching	8	0.10875	0.051113	0.018071
Bleaching	8	0.07750	0.034122	0.012064

N:Number, Std.: Standard.

4.2.2. Comparação dos valores (R_a) entre todos os subgrupos do composto Joyfil

Os dados dos subgrupos do compósito de resina Joyfil para os valores de (R_a) não seguiram uma distribuição normal, como se pode ver na Figura (4.3), pelo que se utilizou o teste de Friedman, um teste não paramétrico de amostras relacionadas, para testar se existia uma diferença significativa entre os quatro subgrupos do compósito de resina Joyfil para os valores da classificação média de (R_a). Os resultados revelaram que não existia uma diferença significativa (P>0,05) na classificação média dos valores de (R_a) entre os subgrupos Joyfil, como se mostra na Tabela (4.6). A figura (4.4) ilustra as médias dos valores de (R_a) de todos os subgrupos compostos do Joyfil.

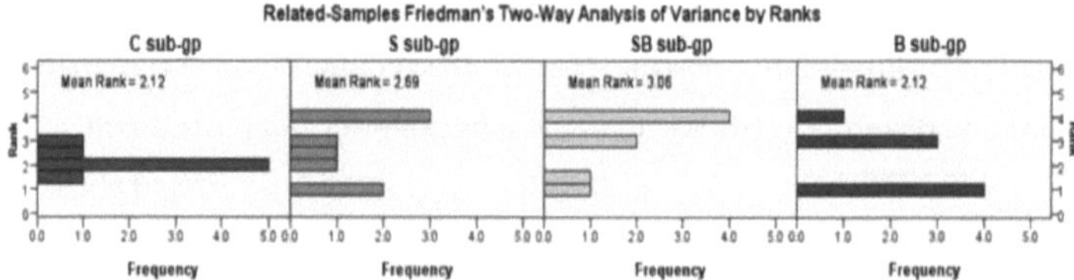

Figura (4.3): Tabela de frequências para os valores de (R_a) para todos os subgrupos de compósitos de resina Joyfil.

(C sub-gp: Sub-gp de controlo, S sub-gp: Sub-gp de coloração, SB sub-gp: Sub-gp de coloração e branqueamento, B sub-gp: Sub-gp de branqueamento).

Tabela (4.6): Comparação dos valores de (Ra) Mean Rank entre todos os subgrupos de compósitos de resina Joyfil.

Test	Test statistic	Sig
Related-Samples Friedman's Two-Way Analysis of Variance by Ranks	3.115	0.374

Significant difference: P ≤0.05.

No signifigant difference: P>0.05.

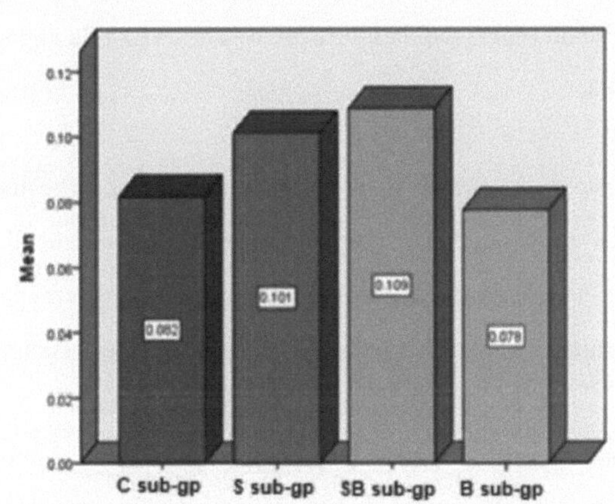

Figura (4.4): Média dos valores de (Ra) de todos os subgrupos do compósito de resina Joyfil. (C sub-gp: Sub-gp de controlo, S sub-gp: Sub-gp de coloração, SB sub-gp: Sub-gp de coloração e branqueamento, B sub-gp: Sub-gp de branqueamento).

4.3. Relação entre a alteração de cor (ΔE) e a rugosidade da superfície (R_a) do material compósito de resina Joyfil

4.3.1. Análise de correlação da alteração de cor (ΔE) e rugosidade da superfície (Ra)

A análise de correlação é utilizada para avaliar a força e a natureza da relação entre a Alteração de Cor (ΔE) e a Rugosidade da Superfície (R_a). Os resultados revelaram que o valor do coeficiente de correlação [Correlação de Pearson (R)] para os subgrupos Coloração, Branqueamento da Coloração e Branqueamento foi de -0,454, -0,324 e +0,566, respetivamente. No entanto, esta correlação não foi significativa, uma vez que (P>0,05)

4.3.2. Análise de regressão da alteração de cor (AE) e da rugosidade da superfície (R)$_a$

A análise de regressão é utilizada para avaliar a relação causal (influência) da variável independente (R_a) sobre a variável dependente (ΔE). Os resultados revelaram que o valor do coeficiente de determinação (R^2) para os subgrupos Coloração, Coloração Branqueamento e Branqueamento foi de +0,313, +0,632 e +0,32, respetivamente. (R^2) também é conhecido como o tamanho do efeito, o que significa que a percentagem do efeito total neste estudo que ocorre na variável dependente (ΔE) foi causada pela variável independente (R_a). A Tabela (4.7) ilustra a Correlação de Pearson (R) e o tamanho do efeito (R^2) para todos os subgrupos de Joyfil.

Tabela (4.7): Correlação de Pearson (R) e tamanho do efeito (R^2) para os subgrupos de Joyfil.

Relationship between Color Change (ΔE) and Surface Roughness (R_a) of Joyfil sub-groups				
Joyfil sub-gp	**Pearson Correlation (R)**	**Sig**	**effect size (R^2)**	**Sig**
Staining	- 0.454	0.258	+0.313	0.391
Staining Bleaching	- 0.324	0.433	+0.632	0.220
Bleaching	+0.566	0.144	+0.32	0.144

Significant difference: P $\leq$0.05., No signifigant difference: P>0.05.

Pearson Correlation (R) values lies between (-1 to +1).
(Strong Positive $\geq$ +0.7), (Moderate Positive $\geq$ + 0.4), (Weak Positive $\geq$ +0.1).
(Strong Inverse $\geq$ -0.7), (Moderate Inverse $\geq$ - 0.4), (Weak Inverse $\geq$-0.1).
Effect size (R^2) value lies between (0$\leq$ R^2 $\leq$ 1).
(Strong: $R^2 \geq 0.67$), (Moderate: $0.33 \leq R^2 < 0.67$), (Weak: $0.19 \leq R^2 < 0.33$), (Very weak: $R^2 < 0.1$

4.4. Alterações de cor (ΔE) dos subgrupos de estudo do composto de resina Omnichroma

4.4.1. Aceitação

A medição da alteração de cor de acordo com o sistema de cor CIE L*a*b* mostrou que os subgrupos de compósito de resina Omnichroma (subgrupos de coloração, branqueamento de coloração e branqueamento) indicaram uma alteração de cor aceitável ($\Delta E < 3,3$), como demonstrado na Tabela (4.8).

Tabela (4.8): Médias da alteração de cor (ΔE) no sistema de cor CIE L*a*b* dos subgrupos de compósitos de resina Omnichroma.

Omnichroma sub-groups	ΔE	Acceptance
Staining	2.03375	Acceptable
Staining Bleaching	1.68750	Acceptable
Bleaching	2.47125	Acceptable

4.4.2. Média dos valores de (ΔE)

O número de amostras, a média, o desvio Std. Desvio e Erro Std. médio dos valores (ΔE) de todos os subgrupos do compósito de resina Omnichroma são apresentados na Tabela (4.9).

Tabela (4.9): Número de amostras, médias, desvio Std. Média dos valores de (ΔE) dos subgrupos do composto Omnichroma.

Omnichroma sub-groups	N	Mean (ΔE) values	Std. Deviation	Std. Error Mean
Staining	8	2.03375	0.587001	0.207536
Staining Bleaching	8	1.68750	0.339695	0.120100
Bleaching	8	2.47125	0.414882	0.146683

N:Number, Std.: Standard.

4.4.4. Comparação dos valores de (ΔE) entre os subgrupos do composto Omnichroma

Os dados dos subgrupos do compósito de resina Omnichroma para os valores de (ΔE) não seguiram uma distribuição normal, conforme demonstrado na Figura (4.5). Por conseguinte, foi utilizado o teste não paramétrico de Friedman para testar se existia uma diferença significativa entre os três subgrupos do compósito de resina Omnichroma para os valores de classificação média (ΔE). Os resultados revelaram que havia uma diferença significativa (P $\leq$ 0,05) na classificação média dos valores de (ΔE) entre os subgrupos de Omnichroma, como se pode ver na Tabela (4.10).

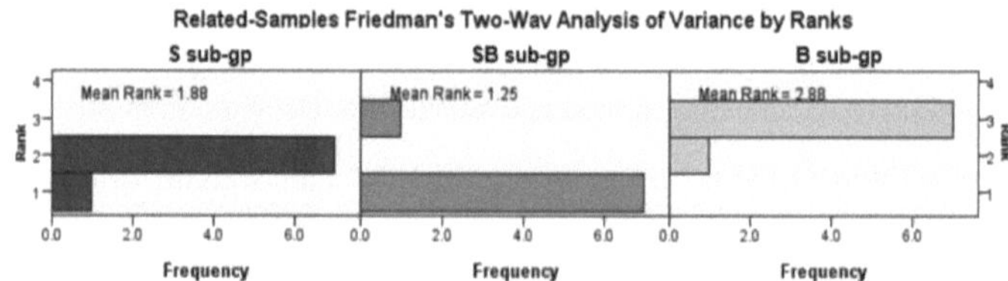

Figura (4.5): Tabela de frequências para os valores de (ΔE) para os subgrupos do composto Omnichroma. (S sub-gp: Sub-gp de coloração, SB sub-gp: Sub-grupo de coloração e branqueamento, sub-grupo B: Sub-gp de branqueamento).

Tabela (4.10): Comparação dos valores de (ΔE) Mean Rank entre os

subgrupos do compósito de resina Omnichroma.

Test	Test statistic	Sig
Related-Samples Friedman's Two-Way Analysis of Variance by Ranks	10.750	0.005*

***Indicate that there was a significant difference at $P \leq 0.05$.**

O teste de Friedman também foi utilizado para comparar cada um dos dois subgrupos do compósito de resina Omnichroma para os valores de (ΔE) Mean Rank. O teste de Friedman revelou que havia uma diferença significativa ($P \leq 0,05$) entre o subgrupo Staining Bleaching e o subgrupo Bleaching, enquanto não havia diferenças significativas (p>0,05) entre os outros pares de subgrupos, como se pode ver na Tabela (4.11). A Figura (4.6) ilustra as diferenças entre cada par de subgrupos de compósitos de resina Omnichroms para os valores de classificação média (ΔE), a linha amarela indica que existe significância entre os subgrupos, enquanto a linha preta indica que não existe significância entre os subgrupos.

Tabela (4.11): O teste de Friedman compara (ΔE) os valores de classificação média para cada par de subgrupos de compósitos de resina Omnichroma.

Comparison between each pair of Omnichroma composite sub-groups for (ΔE) Mean Rank values	Test Statistic	Sig
Pair 1 SB sub-gp – S sub-gp	0.625	0.634
Pair 2 SB sub-gp – B sub-gp	-1.625	0.003*
Pair 3 S sub-gp – B sub-gp	-1.000	0.137

*Indicate that there was a significant difference at P ≤ 0.05.

(S sub-gp: Staining sub-gp, SB sub-gp: Staining Bleaching sub-gp, B sub-gp: Bleaching sub-gp).

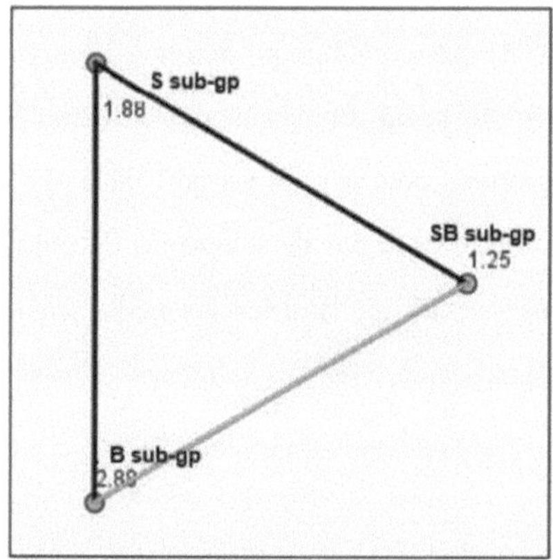

Figura (4.6): Comparação par a par entre cada par de subgrupos de compósitos de resina Omnichroma para os valores de classificação média (ΔE). (Cada nó apresenta a classificação média da amostra).

4.5. Rugosidade da superfície (R_a) do material compósito Omnichroma

4.5.1. Média dos valores de (R)$_a$

O Número de amostras, Média, Desvio Std. Deviation and Std. Error Mean of (R_a) values of all Omnichroma resin composite study sub-groups (Control, Staining, Staining Bleaching, and Bleaching sub-groups) are presented in Table (4.12).

Tabela (4.12): Número de amostras, médias, desvio Std. Média dos valores (Ra) de todos os subgrupos de estudo do composto Omnichroma.

Omnichroma sub-groups	N	Mean (R_a) values (µm)	Std. Deviation	Std. Error Mean
Control	8	0.08625	0.031595	0.011170
Staining	8	0.07500	0.028785	0.010177
Staining Bleaching	8	0.10075	0.035963	0.012715
Bleaching	8	0.10875	0.038707	0.013685

N:Number, Std.: Standard.

4.5.2. Comparação dos valores (R_a) entre todos os subgrupos compostos do Omnichroma

A Figura (4.7) mostra que os dados dos subgrupos do compósito resinoso Omnichroma para os valores de (R_a) não seguiram uma distribuição normal. Por conseguinte, foi utilizado o teste não paramétrico de Friedman de amostras relacionadas para testar se existia uma diferença significativa entre os quatro subgrupos do compósito de resina Omnichroma para os valores de classificação média (R_a). Os resultados revelaram que não houve diferença significativa (P>0,05) na classificação média dos valores de (R_a) entre todos os subgrupos, como mostra a Tabela (4.13). A Figura (4.8) ilustra a média dos valores de (R_a) de todos os subgrupos do compósito de resina Omnichroma.

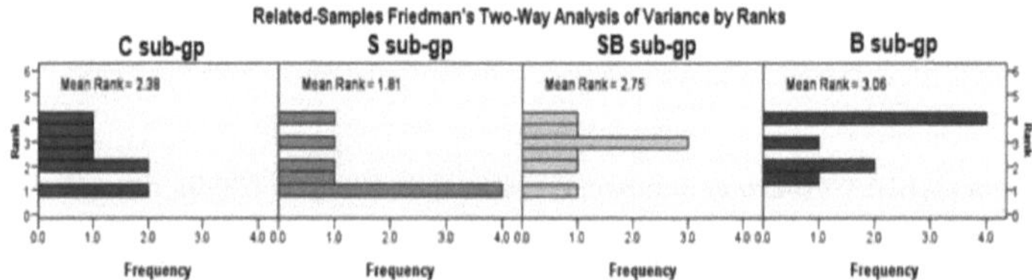

Figura (4.7): Tabela de frequências para os valores (R_a) para todos os subgrupos compostos do Omnichroma. (C sub-gp: Sub-gp de controlo, S sub-gp: Sub-gp de coloração, SB sub-gp: Sub-grupo de coloração com branqueamento, sub-grupo B: Sub-gp branqueamento).

Tabela (4.13): Comparação dos valores de classificação média (R_a) entre todos os subgrupos de compósitos de resina Omnichroma.

Test	Test statistic	Sig
Related-Samples Friedman's Two-Way Analysis of Variance by Ranks	4.325	0.228

Significant difference: P ≤0.05.

No signifigant difference: P>0.05.

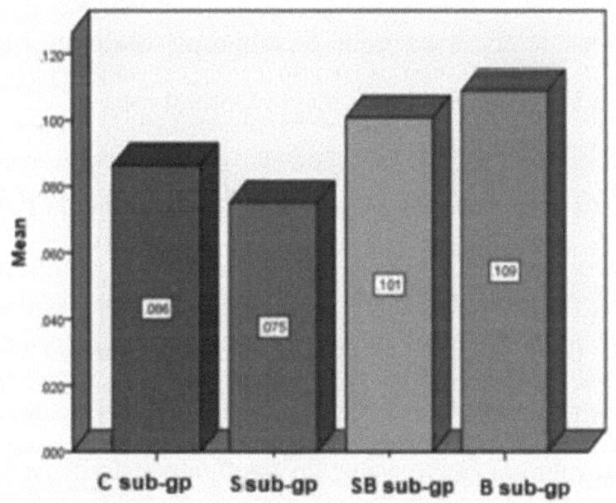

Figura (4.8): Médias dos valores de (Ra) para todos os subgrupos do compósito de resina Omnichroma. (C sub-gp: Sub-gp de controlo, S sub-gp: Sub-gp de coloração, SB sub-gp: Sub-gp de coloração e branqueamento, B sub-gp: Sub-gp de branqueamento).

4.6. Relação entre a alteração de cor (AE) e a rugosidade da superfícic (R_a) do material compósito de resina Omnichroma

4.6.1. Análise de correlação da alteração de cor (AE) e rugosidade da superfície (Ra)

A análise de correlação é utilizada para avaliar a força e a natureza da relação entre a Alteração de Cor (ΔE) e a Rugosidade da Superfície (R_a). Os resultados revelaram que o valor do coeficiente de correlação [Correlação de

Pearson (R)] para os subgrupos Coloração, Branqueamento da Coloração e Branqueamento foi de -0,512, -0,760 e +0,295, respetivamente, mas o teste de Correlação de Pearson concluiu que não existia uma associação significativa (P>0.05) entre a Rugosidade da Superfície (R_a) e a Alteração de Cor (ΔE) para os subgrupos Staining e Bleaching, enquanto que houve uma associação significativa ($P \leq 0,05$) entre a Rugosidade da Superfície e a Alteração de Cor relacionada com o subgrupo Staining Bleaching das amostras de estudo do compósito de resina Omnichroma.

4.6.2. Análise de regressão da alteração de cor (ΔE) e da rugosidade da superfície (R)$_a$

A análise de regressão é utilizada para avaliar a relação causal (influência) da variável independente (R_a) sobre a variável dependente (ΔE). Os resultados revelaram que o valor do coeficiente de determinação (R^2) para os subgrupos Coloração, Coloração Branqueamento e Branqueamento foi de +0,262, +0,577 e +0,151, respetivamente. (R^2) é também conhecido como o tamanho do efeito, o que significa que a percentagem do efeito total neste estudo que ocorre na variável dependente (ΔE) foi causada pela variável independente (R_a). A Tabela (4.14) ilustra a Correlação de Pearson (R) e o tamanho do efeito (R^2) para todos os subgrupos do Omnichroma

Tabela (4.14): Correlação de Pearson (R) e tamanho do efeito (R^2) para os subgrupos do Omnichroma.

<table>
<tr><td colspan="5">Relationship between Color Change (ΔE) and Surface Roughness (R_a) of Omnichroma sub-groups</td></tr>
<tr><td>Omnichroma sub-groups</td><td>Pearson Correlation (R)</td><td>Sig</td><td>effect size (R^2)</td><td>Sig</td></tr>
<tr><td>Staining</td><td>-0.512</td><td>0.195</td><td>+0.262</td><td>0.195</td></tr>
<tr><td>Staining Bleaching</td><td>-0.760</td><td>0.029*</td><td>+0.577</td><td>0.029*</td></tr>
<tr><td>Bleaching</td><td>+0.295</td><td>0.479</td><td>+0.151</td><td>0.665</td></tr>
</table>

***Indicate that there was a significant difference at P ≤ 0.05.**

Pearson Correlation (R) values lies between (-1 to +1).

(Strong Positive ≥ +0.7), (Moderate Positive ≥ + 0.4), (Weak Positive ≥ +0.1).

(Strong Inverse ≥ -0.7), (Moderate Inverse ≥ - 0.4), (Weak Inverse ≥-0.1).

Effect size (R^2) value lies between (0≤ R^2 ≤ 1).

(Strong: R^2 ≥ 0.67), (Moderate: 0.33 ≤ R^2 < 0.67), (Weak: 0.19 ≤ R^2 < 0.33), (Very weak:R^2 < ⸀

4.7. Relação entre os materiais compósitos de resina Joyfil e Omnichroma

4.7.1. Comparação entre os valores médios (ΔE) dos subgrupos do composto Joyfilite e os valores médios (ΔE) dos subgrupos do composto Omnichroma

O teste U de Mann-Whitney para amostras independentes foi utilizado para comparar os valores médios (ΔE) dos subgrupos de compósito de resina Joyfil e Omnichroma. O resultado mostrou que existia uma diferença significativa entre os valores médios (ΔE) dos subgrupos de coloração (subgrupos S) para ambos os materiais (valor P=0,001); também existia uma diferença significativa entre os valores médios (ΔE) dos subgrupos de branqueamento (subgrupos B) dos dois materiais (valor P=0,038). Em contrapartida, não se registou uma diferença significativa entre os valores médios (ΔE) dos subgrupos de coloração e branqueamento (subgrupos SB) dos dois materiais (valor P=0,382), como se pode ver na Tabela (4.15). A Figura (4.9) demonstra os valores médios de (ΔE) para ambos os subgrupos de materiais testados.

Tabela (4.15): (ΔE) Valores médios dos subgrupos para os materiais compósitos Joyfil e Omnichroma.

(ΔE) of Joyfil and Omnichroma composite sub-groups.	Test statistic	Sig
(ΔE) of S sub-gp (Joyfil) and (ΔE) of S sub-gp (Omni)	3.000	0.001*
(ΔE) of SB sub-gp (Joyfil) and (ΔE) of SB sub-gp (Omni)	41.000	0.382
(ΔE) of B sub-gp (Joyfil) and (ΔE) of B sub-gp (Omni)	52.0000	0.038*

***Indica que houve uma diferença significativa a P ≤ 0,05.**

(S sub-gp: Sub-gp de coloração, SB sub-gp: Sub-Gp de coloração e branqueamento, B sub-Gp: Sub-Gp de branqueamento).

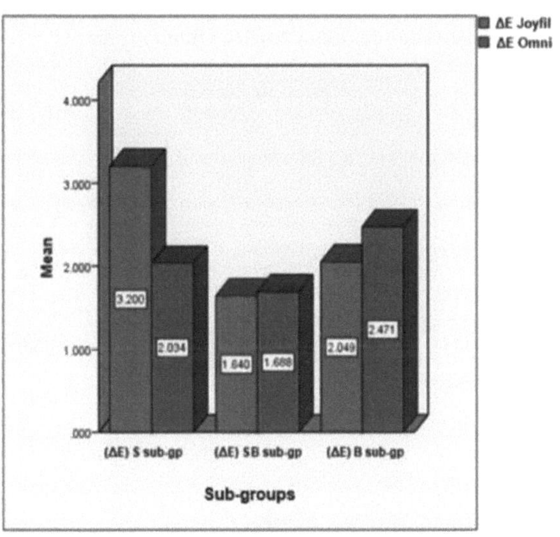

Figura (4.9): (ΔE) Valores médios para o composto de resina Joyfil e Omnichroma dos subgrupos. (S sub-gp: Sub-gp de coloração, SB sub-gp: Sub-gp de coloração e branqueamento, sub-gp B: Sub-gp de branqueamento).

4.7.2. Comparação entre os valores médios (R_a) dos subgrupos do compósito de resina Joyfil e os valores médios (R_a) dos subgrupos do compósito de resina Omnichroma.

O teste U de Mann-Whitney para amostras independentes também foi utilizado para comparar (R_a) os valores médios dos subgrupos dos compósitos de resina Joyfil e Omnichroma. O resultado mostrou que não existiam diferenças significativas entre os valores médios (R_a) de todos os subgrupos para ambos os materiais testados (P>0,05), conforme apresentado na Tabela (4.16). A Figura (4.10) demonstra os valores médios (R_a) de todos os subgrupos para ambos os materiais testados.

Tabela (4.16): (R_a) Valores médios de todos os subgrupos para os materiais

compósitos de resina Joyfil e Omnichroma.

(R_a) of Joyfil and Omnichroma resin composite sub-groups.	Test statistic	Sig
(R$_a$) of C sub-gp (Joyfil) and (R$_a$) of C sub-gp (Omni)	34.000	0.878
(R$_a$) of S sub-gp (Joyfil) and (R$_a$) of S sub-gp (Omni)	18.000	0.161
(R$_a$) of SB sub-gp (Joyfil) and (R$_a$) of SB sub-gp (Omni)	29.500	0.798
(R$_a$) of B sub-gp (Joyfil) and (R$_a$) of B sub-gp (Omni)	45.500	0.161

Significant difference: P $\leq$ 0.05, No signifigant difference: P>0.05.

(C sub-gp: Contro; sub-gp, S sub-gp: Staining sub-gp, SB sub-gp: Staining Bleaching sub-gp, B sub-gp: Bleaching   sub-gp).

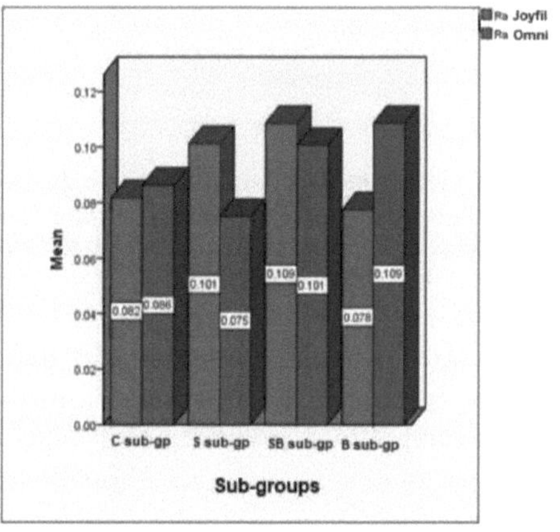

Figura (4.10): (R$_a$) Valores médios de todos os subgrupos para os materiais compósitos de resina Joyfil e Omnichroma. (C sub-gp: Sub-gp de controlo, S sub-gp: Sub-gp de coloração, SB sub-gp: Sub-gp de coloração, sub-gp de branqueamento, sub-gp B: Sub-gp de branqueamento).

Capítulo 5: Discussão

Os compósitos de resina são amplamente utilizados como materiais de restauração estética em medicina dentária, devido à sua resistência adequada, excelentes propriedades estéticas, custo moderado e capacidade de ligação à dentina e ao esmalte. Para tornar uma restauração impercetível, os materiais de restauração devem reproduzir a cor dos dentes naturais e manter a estabilidade da cor a longo prazo; uma das principais causas para a substituição de restaurações é quando estas reflectem uma correspondência de cor inaceitável com as dentições circundantes (Topcu *et al.*, 2009).

A qualidade da superfície é também uma caraterística crítica das restaurações de compósito que determina o seu aspeto estético e sucesso clínico, porque as irregularidades da superfície de uma restauração de compósito, para além de questões estéticas, facilitam a acumulação bacteriana e aumentam a suscetibilidade à descoloração externa (Tuncer *et al.*, 2013).

As restaurações de compósito existentes no ambiente oral sofrem envelhecimento com o tempo e adquirem manchas externas. A descoloração extrínseca pode ser causada por hábitos alimentares e tabágicos, má higiene oral e adsorção ou absorção de manchas solúveis em água dentro da matriz orgânica do compósito (Bagheri *et al.*, 2005). As manchas podem ser removidas parcial ou totalmente através da escovagem com pasta dentífrica, polimento e branqueamento.

O branqueamento dentário é considerado um método conservador, fácil e eficiente para branquear os dentes; o branqueamento dentário tornou-se um tratamento de rotina na prática dentária comum (Tin-Oo *et al.*, 2011).

Infelizmente, é difícil evitar o contacto dos géis de branqueamento com todas as restaurações durante os procedimentos de branqueamento. Portanto, a interação entre os agentes branqueadores e os materiais de restauração é de importância clínica e precisa de ser avaliada, especificamente o efeito dos agentes branqueadores nas características estéticas, morfológicas e topográficas dos materiais de restauração (Bahannan, 2015).

5.1. Seleção de materiais e procedimentos

Este estudo foi realizado para compreender a influência da coloração por café e do branqueamento por H2O2 a 30% nestes dois diferentes compósitos de resina Nano Hybrid (*compósito de resina Joyfil* e *compósito de resina Omnichroma)* e para correlacionar esses efeitos com possíveis alterações de cor e rugosidade da superfície como desvantagens indesejadas dos procedimentos de coloração e branqueamento em consultório.

No presente estudo, foi utilizada uma solução de café para colorir as amostras de teste; as amostras foram imersas numa solução de café durante 48 horas, conforme recomendado por (ElSayad, 2018). O café foi selecionado neste estudo porque é uma das bebidas mais frequentemente consumidas e tem um forte potencial para manchar tanto os dentes como os materiais de restauração. Muitos estudos utilizaram o café como uma solução de coloração (Villalta *et al.,* 2006; Celik *et al.,* 2009; Hafez *et al.,* 2010 e Tiani *et al.,* 2012). De acordo com os fabricantes de café, são necessários, em média, 15 minutos para beber uma chávena de café; os consumidores de café consomem, em média, 3,2 chávenas de café por dia; assim, o armazenamento numa solução de café durante 48 h simula uma média de dois meses de ingestão de café. (Hafez *et al.,* 2010).

5.2. Efeitos da solução de coloração em restaurações de resina composta

Os materiais de restauração dentária são expostos à saliva, aos componentes alimentares e às bebidas no ambiente oral, o que pode afetar a qualidade estética da restauração de compósito. Para garantir uma estética excelente, é necessário que os materiais compósitos de resina mantenham a estabilidade de cor intrínseca e resistam ao manchamento da superfície no ambiente oral (Soares-Geraldo *et al.,* 2011). No entanto, ao longo do tempo, as restaurações de compósito adquirem manchas externas e descoloração interna que podem ser atribuídas à natureza bifásica do material (composto por uma matriz de monómero e partículas de enchimento) que facilita a inclusão de manchas externas na sua estrutura a partir de várias bebidas alimentares, tais como chá, café, tabaco e açafrão (Pruthi *et al.,* 2010).

Vários estudos revelaram que o efeito das soluções de coloração na mudança de cor das resinas compostas depende do material, o que foi atribuído principalmente ao tipo de matriz de resina, ao volume da matriz de resina, bem como aos sistemas de enchimento dos materiais compósitos (Kurtulmus-Yilmaz *et al.,* 2013).

Foi demonstrado que o tipo de matriz de resina desempenha um papel importante na sorção de água, solubilidade e suscetibilidade a manchas dos compósitos de resina. Por exemplo, o dimetacrilato de uretano (UDMA) parece ser mais resistente ao manchamento do que o Bis-GMA e o TEGDMA devido à sua baixa absorção de água e solubilidade. Em contraste, o Bis-GMA e o TEGDMA são monómeros mais hidrofílicos devido à presença do grupo hidroxilo na sua estrutura química, mas a absorção de fluidos (sorção de água) nas resinas de Bis-GMA aumentou de 3 para 6%, enquanto no TEGDMA aumentou de 0 para 1% (Bagheri *et al.,* 2005).

No que diz respeito ao volume da matriz de resina e do sistema de carga, espera-se que os compósitos de resina com elevado teor de resina em volume sejam mais susceptíveis à degradação, à rugosidade da superfície e, consequentemente, possam sofrer mais alterações de cor. Contrariamente, espera-se que os compósitos de resina com elevada carga de enchimento e pequeno tamanho de enchimento tenham boas características e sejam mais resistentes à degradação e a alterações na topografia da superfície com menor resposta a soluções de coloração e agentes branqueadores (Kurtulmus-Yilmaz *et al.,* 2013).

Foi demonstrado que os materiais compósitos de resina hidrofílica têm um maior grau de absorção de água e um valor de descoloração relativamente mais elevado por soluções de coloração do que os materiais de resina hidrofóbica, porque quando um compósito de resina pode absorver água, também pode absorver outros fluidos, resultando na sua descoloração.

A sorção de água pode afetar a durabilidade e diminuir a vida útil de um compósito de resina, expandindo e plastificando os componentes da resina, hidrolisando o silano e causando a formação de microfissuras; estas microfissuras na interface entre a carga e a matriz aumentam a rugosidade da superfície e permitem a penetração de manchas e a descoloração (Hosoya *et al.,* 2011).

5.3. Efeitos do peróxido de hidrogénio (H2O2) em restaurações de resina composta

O procedimento de branqueamento em consultório pode utilizar diferentes concentrações de peróxido de hidrogénio 15%, 25%, 30%, 35% e 40%; as diferentes concentrações de H2O2 são utilizadas em função da gravidade da descoloração e da sensibilidade do paciente; 15% é indicado para pacientes muito sensíveis ou em caso de descolorações ligeiras, enquanto 40% é indicado em caso de descolorações muito profundas (Al Hano, 2013). O sistema de branqueamento utilizado no presente estudo foi o sistema de branqueamento Dash Chairside com uma concentração de 30% de H2O2.

De acordo com as instruções do fabricante do sistema de branqueamento Dash, o melhor resultado pode ser obtido quando o procedimento de branqueamento é realizado até 3 vezes numa única visita. Por isso, este protocolo foi aplicado neste estudo.

O peróxido de hidrogénio (H2O2) é um forte agente oxidante; é capaz de causar uma alteração de cor em compósitos de resina, esta alteração de cor tem sido atribuída à oxidação de pigmentos de superfície c compostos de amina em resinas compostas (Anagnostou *et al.,* 2010).

Os compósitos de resina também são mais propensos a alterações químicas induzidas pelos componentes ácidos dos agentes branqueadores em comparação com outros materiais de restauração, isto deve-se à estrutura química dos materiais compósitos que consiste numa matriz polimérica misturada com cargas inorgânicas silanizadas (Gul *et al.,* 2016). O peróxido de hidrogénio (H2O2) gera radicais livres que têm uma extensa capacidade de difusão e penetração na superfície dos materiais restauradores compósitos, produzindo então a degradação da rede polimérica que pode levar ao amolecimento e à redução da microdureza das restaurações compostas; assim, espera-se que um compósito de resina com um maior teor de resina seja mais pronunciado para a degradação e, subsequentemente, possa sofrer mais alterações de cor (Durner *et al.*, 2014).

Além disso, o efeito dos radicais livres de alta energia libertados pelos peróxidos na interface resina-carga pode causar o descolamento total ou parcial da matriz de carga e a absorção de água que acelera a degradação hidrolítica dos compósitos de resina, levando a uma maior separação e descolagem das partículas de carga e, em última análise, ao aumento da rugosidade da superfície do material de restauração (Gul *et al.*, 2016).

De acordo com o estudo de (Li *et al.*, 2009), as figuras de SEM mostraram que o tratamento de branqueamento levou à dissolução da superfície dos materiais e a um aumento da rugosidade da superfície através da formação de poros minúsculos, os poros minúsculos na superfície tenderiam a ser ocupados por ar ou água; as diferenças de propriedades ópticas entre os materiais, o ar e a água aumentaram a reflectância na superfície, o que pode conduzir a um aumento da luminosidade do material e, consequentemente, a uma mudança de cor.

5.4. Alteração de cor (AE) e. aluação

Os resultados deste estudo mostraram que o café induziu uma alteração de cor clinicamente aceitável (ΔE<3,3) em ambas as amostras de estudo Joyfil e Omnichroma para os subgrupos de coloração. O compósito Joyfil contém Bis-GMA, enquanto o compósito Omnichroma contém UDMA e TEGDMA na sua composição. Embora o Bis-GMA e o TEGDMA sejam monómeros hidrofílicos, a alteração de cor após a coloração de ambos os materiais testados estava dentro do intervalo aceitável ($\Delta E<3,3$); esta baixa suscetibilidade à coloração pode ser atribuída ao baixo teor de resina nos dois materiais testados (26% para o Joyfil e 21% para o Omnichroma). Além disso, os nanocompósitos recém-preparados podem indicar estabilidade de cor devido à textura uniforme da superfície retida pelos materiais resinosos preenchidos com nanocompósitos, pelo que o café pode não induzir um manchamento intenso, o que é esperado com superfícies rugosas.

É de salientar que a alteração de cor (AE) das amostras de estudo Joyfil após a coloração é significativamente mais elevada ($P \leq 0,05$) do que a (AE) das amostras de estudo Omnichroma, o que pode ser explicado pela presença de Bis-GMA na matriz de resina Joyfil, que é um monómero hidrofílico com maior absorção de fluidos e elevada suscetibilidade à alteração de cor do que o TEGDMA incluído na composição da matriz de resina Omnichroma. Outra explicação possível é o facto de o Omnichroma ser um material à base de resina UDMA, pelo que é mais resistente às manchas do que os materiais à base de Bis-GMA.

Estes resultados estão de acordo com os resultados de Fontes *et al.* (2009), Topcu *et al.* (2009), Al-Samadani, (2013) e Elsayad, (2018) que obtiveram valores aceitáveis de alteração de cor ($\Delta E<3,3$) dos compósitos de resina após coloração com café. Por outro lado, outros estudos (Villalta *et al.*, 2006; Hafez *et al.*, 2010 e Tiani *et al.*, 2012) verificaram que o café induziu um manchamento severo clinicamente inaceitável ($\Delta E>3.3$) dos compósitos de resina. Esta discrepância pode ser explicada pelas diferentes metodologias de coloração que foram seguidas nestes estudos. Alguns estudos imergiram os espécimes em café durante várias semanas e outros trocaram o café diariamente por um preparado de fresco. Além disso, pode ser atribuída ao tipo de resina composta utilizada.

Idealmente, o branqueamento após a coloração seria considerado bom se os valores de (ΔE) diminuíssem e perfeito se os valores de (ΔE) fossem iguais a zero, porque isso significa que os materiais de restauração voltaram à sua cor de base antes da coloração (Al Nahedh e Awlyia, 2013).

Os resultados do presente estudo mostraram que o branqueamento após coloração para as amostras de estudo Joyfil e Omnichroma também proporcionou uma alteração de cor aceitável (ΔE<3,3) sem diferença significativa (P>0,05) entre os valores (ΔE) de ambos os subgrupos de branqueamento por coloração para os dois materiais.

O branqueamento após o procedimento de coloração foi eficaz na redução da descoloração para ambos os materiais testados, uma vez que os valores de (ΔE) após o branqueamento diminuíram em relação aos valores de (ΔE) obtidos após a coloração. Em particular, o valor de (ΔE) do compósito Joyfil diminuiu ligeiramente mais do que o do compósito Omnichroma; isto pode significar que o compósito Joyfil é mais afetado pela solução de coloração de café do que o compósito Omnichroma, mas indica uma maior resposta ao tratamento de branqueamento com peróxido de hidrogénio. Estes resultados estão de acordo com os estudos efectuados por (Pruthi *et al.,* 2010 e Poggio *et al.,* 2012), que concluíram que os agentes branqueadores diminuíram os valores de (ΔE) de alguns dos materiais testados para um nível clinicamente aceitável, mesmo após uma alteração de cor grave devido ao manchamento. Atribuíram os seus resultados à limpeza superficial dos espécimes pelos agentes branqueadores e não ao branqueamento interno. Os agentes branqueadores são capazes de produzir radicais livres activos que actuam como um oxidante potente e que, subsequentemente, reagem e clivam a ligação dos cromóforos (dos quais depende a cor da substância), levando à alteração dos pigmentos nos compósitos de resina e ao clareamento das restaurações de compósitos. Em contraste com estes resultados, outros estudos (Mohammadi *et al.,* 2012 e Elsayad, 2018) descobriram que o branqueamento após a coloração com uma concentração elevada de H2O2 deu uma alteração de cor elevada e inaceitável ($\Delta E>$ 3,3) para os materiais testados e causou um clareamento acentuado nos espécimes com pouca coloração. Atribuíram este facto às altas concentrações de H2O2, que podem causar o amolecimento químico dos materiais de restauração, levando a uma maior alteração de cor.

Tendo em consideração estes resultados, pode concluir-se que os agentes branqueadores altamente concentrados podem remover as partículas que causam a descoloração e também podem causar uma diferença de cor percetível nos materiais de restauração, afectando a sua estrutura química, que não foi afetada com qualquer solução de coloração.

Após o branqueamento, os valores (AE) de ambos os materiais testados para os subgrupos de branqueamento também se encontravam dentro do intervalo aceitável ($\Delta E<$3,3). No entanto, os valores (AE) das amostras do estudo Omnichroma foram significativamente mais elevados (P $\leq$ 0,05) do que os valores (AE) das amostras do estudo Joyfil.

O compósito de resina Omnichroma tem um tamanho médio de

partículas de carga de 0,3 µm e uma quantidade inferior de matriz de resina (21%) em peso com diferentes percentagens de UDMA e TEGDMA, pelo que se espera que apresente uma alteração de cor baixa. Em contraste, os resultados do estudo atual demonstraram valores de alteração de cor mais elevados. Por outro lado, o Joyfil é um material de resina Bis-GMA com um tamanho médio de partículas de carga de 0,7 µm e uma matriz de resina de (26%) em peso, mas apresentou uma menor alteração de cor (AE) em comparação com o compósito de resina Omnichroma. Este facto pode ser explicado pelas diferenças nas interfaces de ligação entre a matriz de resina e as cargas destes materiais de restauração ou pelo tipo de partículas de carga pré-polimerizadas incorporadas em ambos os materiais testados que podem influenciar o efeito do agente branqueador nestes materiais.

Os valores aceitáveis (AE) obtidos após o branqueamento no presente estudo estavam de acordo com as conclusões de Anagnostuo *et al.,* (2010), Al qahtani *et al.,* (2014), e Canay e Cehreli, (2003). Verificaram que a alteração de cor dos compósitos de resina após o branqueamento estava dentro do limite aceitável ($\Delta E < 3,3$).

Relativamente à comparação dos valores de (ΔE) entre os três subgrupos dentro de cada material testado, os resultados mostraram uma diferença significativa entre todos os subgrupos dos dois materiais testados, o que pode indicar que a coloração e o branqueamento podem alterar a cor das amostras testadas, mas com um intervalo aceitável ($\Delta E < 3,3$).

Com base nos resultados deste estudo, a primeira hipótese nula foi aceite, uma vez que as alterações de cor (ΔE) após os tratamentos de coloração e branqueamento estavam dentro de um nível aceitável ($\Delta E < 3,3$)

para todos os subgrupos dos dois materiais testados.

5.5. Avaliação da rugosidade da superfície (R)$_a$

Existem dois métodos principais para a análise da rugosidade da superfície (método de contacto e método sem contacto). Neste estudo, o método de contacto, utilizando o perfilómetro de contacto, foi utilizado para avaliar a rugosidade da superfície das amostras estudadas antes e depois dos procedimentos de coloração e branqueamento.

A rugosidade da superfície dos materiais de restauração tem sido uma grande preocupação para os investigadores e clínicos, porque é uma propriedade clínica importante com um efeito confirmado na estética dentária e na saúde oral. O valor da rugosidade da superfície (R_a) medido em μm e o limiar aceitável de (R_a) acredita-se ser de 0,2 μm; o aumento da rugosidade superficial dos materiais de restauração para além do valor crítico

(0,2 μm) é considerado clinicamente relevante, pois isso aumentará o risco de coloração extrínseca, maturação da placa, inflamação gengival e doença periodontal (Vishwakarma *et al.,* 2014).

Vários estudos avaliaram o efeito dos agentes de coloração e branqueamento na rugosidade da superfície dos compósitos de resina. Alguns autores Wang *et al.,* (2011), Zuryati *et al.,* (2013), e Lainovic *et al.,* (2014) relataram que não foram observadas alterações na rugosidade da superfície dos materiais de restauração após o branqueamento, enquanto outros estudos El-Murr *et al.,* (2011) e Mohammadi *et al.,* (2012) mostraram um aumento na rugosidade da superfície como resultado do tratamento de branqueamento.

Os resultados deste estudo mostraram que os valores de rugosidade após a coloração para as amostras de estudo Joyfil e Omnichroma não excederam o limite crítico (R_a <0,2 µm) sem diferenças estatísticas significativas intergrupo e intragrupo (P> 0,05). Estes resultados foram inconsistentes com os resultados obtidos por (Gul *et al.,* 2016) que concluíram que a coloração não aumentou a rugosidade da superfície das amostras testadas de compósito. Além disso, estes resultados coincidiram com os resultados de outro estudo realizado por (Tuncer *et al.,* 2013) que comparou o efeito do café, cola e vinho tinto como soluções de coloração nas propriedades de rugosidade da superfície de materiais compósitos de resina nano-híbrida. Descobriram que o café não induziu a degradação da resina e, consequentemente, não incentivou a rugosidade da superfície como a cola e o vinho tinto. Atribuíram os seus resultados ao pH mais elevado da solução de café em comparação com o pH baixo das duas outras soluções de coloração.

As consequências dos procedimentos de branqueamento na topografia da superfície dos materiais à base de resina foram avaliadas em muitos estudos. Alguns estudos concluíram que o peróxido de hidrogénio prejudica a integridade da superfície e aumenta a rugosidade da superfície dos materiais de resina composta para além dos valores aceitáveis. Em contraste com estes estudos, o presente estudo verificou que o branqueamento com peróxido de hidrogénio de ambos os materiais testados induziu uma ligeira diferença na rugosidade da superfície, mas este aumento foi clínica e estatisticamente irrelevante, uma vez que (R_a <0,2 µm) e (P>0,05). Esta ligeira alteração na rugosidade da superfície das amostras testadas pode indicar um melhor desempenho dos materiais compósitos de resina Nano Hybrid face à ação do agente branqueador, que é fortemente influenciada pelas suas composições.

Os resultados deste estudo suportam que a matriz orgânica e o conteúdo inorgânico dos dois materiais testados resistiram ao efeito de amolecimento e à degradação por H2O2.

É de salientar que os espécimes foram armazenados em saliva artificial antes dos procedimentos de coloração e branqueamento, pelo que as consequências adversas do tratamento de branqueamento podem ser reduzidas devido à ação da barreira protetora da saliva artificial. Estes resultados vieram de acordo com os estudos realizados por Varanda *et al.*, (2013), Yikilgan *et al.*, (2017), e Bahari *et al.*, (2019) que resumiram que os agentes branqueadores não têm efeitos significativos na rugosidade da superfície dos materiais de resina composta. Em contraste, Gul *et al.*, (2016) relataram que os procedimentos de branqueamento causaram uma rugosidade superficial significativa nas amostras testadas e referiram as alterações nas propriedades da superfície à degradação da matriz de resina composta pela alta concentração de peróxido.

Tendo em consideração os resultados deste estudo, a segunda hipótese nula também foi aceite, porque o branqueamento e a coloração induziram ligeiramente alterações nas irregularidades da superfície de ambos os materiais testados, mas estas alterações não excederam os limites críticos de rugosidade (R_a <0,2 μm).

5.6. Relação entre Alteração de Cor (AE) e Rugosidade da Superfície

(Ra)

A relação entre a Alteração de Cor (ΔE) e a Rugosidade da Superfície (R_a) para todos os subgrupos dos dois materiais testados também foi investigada neste estudo. A Correlação de Pearson (R) indicou a força e a natureza da relação entre (ΔE) e (R_a). O teste de Correlação de Pearson (R) mostrou uma associação insignificante para todos os subgrupos de Joyfil (P>0,05) e também para ambos (subgrupos de coloração e branqueamento) do compósito de resina Omnichroma (P>0,05). No entanto, este teste mostrou uma correlação inversa forte e significativa para o subgrupo Omnichroma Staining Bleaching (P $\leq$ 0,05). Isto significa que o aumento da Rugosidade da Superfície (R_a) após o branqueamento das amostras coradas resulta na diminuição dos valores de Alteração de Cor (ΔE).

Este resultado é considerado bom porque os valores de (ΔE) diminuíram após o branqueamento, na sequência do procedimento de coloração, e indicou que o peróxido de hidrogénio foi capaz de oxidar e remover os pigmentos da superfície de forma eficiente e melhorar a cor das amostras compostas coloridas.

A análise de regressão significa "tamanho do efeito (R^2)", que se refere à percentagem do efeito total ocorrido em (ΔE) que foi causado por (R_a). O tamanho do efeito (R^2) para todos os subgrupos Joyfil e para ambos (subgrupos Coloração e Branqueamento) do compósito Omnichroma foi insignificante porque (P>0,05), enquanto o tamanho do efeito para (subgrupo Coloração Branqueamento) do compósito Omnichroma foi significativo (P $\leq$ 0,05) e igual a (0,577). Este resultado indicou que a rugosidade da superfície foi responsável por (57,7%) das alterações de cor que ocorreram nas amostras do estudo Omnichroma Staining Bleaching. Por conseguinte, os resultados insignificantes da relação entre (AE) e (R_a) podem indicar que a rugosidade da superfície não é um fator eficaz para provocar alterações de cor nos materiais de resina Joyfil e Omnichroma após coloração com café e branqueamento com H2O2 a 30%, ou que as alterações de cor das resinas compostas podem depender de outros factores, como a concentração do agente branqueador ou o tempo de contacto. Além disso, estes resultados podem ser atribuídos à resistência dos dois materiais testados às alterações da superfície após a coloração com café e o branqueamento com a concentração elevada de H2O2, pelo que os valores de alteração da cor para ambos os materiais testados permaneceram dentro dos limites aceitáveis.

Com base nestes resultados, a terceira hipótese testada foi parcialmente aceite, uma vez que apenas a Alteração de Cor (AE) e a Rugosidade da Superfície (R_a) do subgrupo Omnichroma Staining Bleaching estavam significativamente relacionadas.

Do ponto de vista clínico e de acordo com os resultados do presente estudo, o efeito da coloração e do branqueamento nas alterações de cor e na rugosidade da superfície e a sua relação é importante para os dentistas, porque vários estudos mostraram que os agentes branqueadores podem remover com sucesso a coloração exterior dos compósitos de resina, mas por vezes podem não refletir a mesma tonalidade dos dentes branqueados circundantes. Por conseguinte, antes do branqueamento, os pacientes devem ser informados de que as restaurações de compósito já existentes nas suas bocas podem nem sempre corresponder aos dentes circundantes após o branqueamento e podem necessitar de ser substituídas por novas restaurações.

Capítulo 6: Conclusões e sugestões

Conclusões

1. Os dois materiais compósitos de resina Nano-H. brid testados reagiram de forma semelhante à coloração e ao branqueamento no que respeita às alterações de cor e à rugosidade da superfície.

2. A coloração com café e o branqueamento com peróxido de hidrogénio a 30% não influenciaram a cor dos materiais compósitos de resina Joyfil e Omnichroma, uma vez que os valores de (ΔE) estavam dentro do intervalo aceitável (ΔE<3,3). Além disso, estes dois procedimentos não induziram alterações óbvias na rugosidade da superfície dos dois materiais testados, uma vez que os valores de (R_a) não excederam os valores críticos de rugosidade (R_a <0,2 μm).

3. A comparação entre os dois materiais testados mostrou uma diferença significativa para os valores médios de (ΔE) para os subgrupos de coloração e branqueamento, enquanto que diferenças insignificantes entre os dois materiais para os valores médios de (R).$_a$

4. Foi observada uma relação significativa entre (ΔE) e (R_a) apenas para o subgrupo Omnichroma Staining Bleaching.

Sugestões para investigação futura

1. Investigar o efeito de uma concentração mais elevada (40%) de peróxido de hidrogénio na alteração da cor e na rugosidade da superfície em ambos os materiais compósitos de resina nano-híbrida testados.

2. Investigue o efeito do branqueamento caseiro para avaliar o efeito do tempo de branqueamento prolongado nos dois materiais testados.

3. Investigue os efeitos dos procedimentos de coloração e branqueamento na microdureza de ambos os materiais testados.

4. Investigar os efeitos de diferentes concentrações de tratamentos de branqueamento nas propriedades de microinfiltração de materiais compósitos de resina nano-híbrida.

Referências

-A-

" Al buquerque, P. P. A. C., Moreira, A. D. L., Moraes, R. R., Cavalcante, L. M. e Schneider, L. F. J. (2013). *Estabilidade de cor, conversão, sorção de água e solubilidade de compósitos odontológicos formulados com diferentes sistemas fotoiniciadores.* **J Dent.** 41S: e67-e72.

" Al Hano, F.M. (2013). *Alterações de cor e rugosidade da superfície do esmalte após branqueamento a laser híbrido com diferentes concentrações de peróxido de hidrogénio: Um estudo in vitro.* Tese de Mestrado. **Universidade de Mosul, Faculdade de Odontologia.** MosulMraq.

" Al Hanouf, A.A. (2017). *Revisão das ferramentas de avaliação da microinfiltração.* **J Int Oral Health.** 9(4): 141-145.

" Al qahtani, M.Q. (2014). *Procedimentos de branqueamento dentário e seus efeitos controversos: ¿ revisão da literatura.* **Saudi Dent J.** 26(2): 33-46.

" Al-Harbi, A., Ardu, S., Bortolotto, T. e Krejci, I. (2013). *Efeito do tempo de aplicação prolongado na eficácia de um agente de branqueamento de peróxido de hidrogénio em consultório: um estudo in vitro.* **Eur J Esthet Dent.** 8(2): 226-36.

" Al-Khalidi, E.F., Al-Shammaa, A.M.W., Hasan, N.H. (2011). *O Efeito de Duas Gerações de Agentes de Ligação na Microinfiltração de Resina Composta Utilizando Dois Sistemas de Fotopolimerização.* **Al-RafidainDentJ.** 11(1):139-145.

" Al-Khalidi, E.F., Ismail, S.A. e Obosi, M.M. (2012). *Avaliação da capacidade de selagem do novo material de enchimento composto.* **TIDS.**

l(2012):33-37.

" Al-Nahedh, H. N. e Awliya, W. Y. (2013). *A eficácia de quatro métodos para a remoção de manchas de materiais de restauração directos à base de resina composta.* **Saudi Dent J.** 25(2): 61-67.

" Al-Samadani, K.H. (2013). *Estabilidade da cor de materiais restauradores em resposta ao café árabe, café turco e Nescafé.* **J Contemp Dent Pract.** 14(4): 681-690.

" Amengual-Lorenzo, J., Montiel-Company, J., Bellot-Arcis, C., Labaig-Rueda, C. e Sola-Ruiz, M. (2019). *Efeito de dois agentes branqueadores na cor das restaurações dentárias em compósito.* **J ClinExp Dent.** 11(1): e15-e20.

" Anad, D. e Sharma, R. (2016). *Seleção da sombra: Espectrofotómetro vs Câmara digital - Um estudo comparativo in-vitro.* **Ann Prosthodont Restor Dent.** 2(3): 73-78.

" Anagnostou, M., Chelioti, G., Chioti, S. e Kakaboura, A. (2010). *Efeito dos métodos de branqueamento dentário no brilho e cor dos compósitos de resina.* **J Dent.** 38(2): e129- e136.

" Araujo, J.L.S., Reis, B.S., Gonçalves, N.M. e Brum, S.C. (2015). *Técnicas de clareamento dental - revisão de literatura.* **Revish Pro-Univer SUS.** 6(3): 35-37.

" Ashok, N.G. e Jayalakshmi, S. (2017). *Factores que influenciam a estabilidade da cor das restaurações de compósito.* **Int J Orofac Biol,** l(l)l:1-3.

" Aydmoglu, A. e Abh, Y. (2017). *Efeitos de cargas modificadas com silano nas propriedades da resina composta dentária.* **Mater. Sei. Eng. C.**

Mater. Biol. Appl. 1(79): 382-389.

-B-

" Bagheri, R., Burrow, M.F. e Tyas, M. (2005). *Influência de soluções que simulam alimentos e do acabamento da superfície na suscetibilidade à coloração de materiais restauradores estéticos.* **JDent.** 33(5):389-398.

" Bahannan, S.A. (2014). *Qualidade de correspondência de sombra entre estudantes de odontologia usando métodos visuais e instrumentais.* **JDent.** 42(1): 48-52.

" Bahannan, S.A. (2015). *Efeitos de diferentes concentrações de agentes branqueadores na rugosidade superficial e microdureza de materiais restauradores estéticos. **SDENTJ.*** 6(2): 124128.

" Bahari, M., Chaharom, M.E.E., Daneshpooy, M., Gholizadeh, S. e Pashayi, H. (2019). *Efeito dos protocolos de branqueamento na rugosidade da superfície e na formação de biofilme em resina composta à base de silorano.* **Dent Res J.** 16(4): 264-270.

" Baroudi, K., e Hassan, A.H. (2014). *O efeito das fontes de ativação da luz no branqueamento dos dentes.* **Niger Med J.** 55(5): 363-368.

" Barutcigi, Ç. e Yildiz, M. (2012). *Descoloração intrínseca e extrínseca de compósitos à base de dimetacrilato e silorano.* **JDent.** 40(1): e57-e63.

" Battersby, P.D. e Battersby, S.J. (2015). *Medição e modelação da influência da cor da dentina e do esmalte na cor do dente.* **J Dent.** 43(3): 374-381.

" Binnig, G., Quate, C.F. e Gerber, Ch. (1986). *'Microscópio de força atómica'.* **Phys Rev Lett.** 56(9): 930-933.

" Bittencourt, B. F., Gomes, G. M., Trentini, F. A., Azevedo, M. R. de,

Gomes, J. C. e Gomes, O. M. M. (2014). *Efeito do acabamento e polimento na rugosidade superficial de resinas compostas após o clareamento.* **BJOS.** 13(2): 158-162.

" Bociong, K., Szczesio, A., Sokolowski, K., Domarecka, M., Sokolowski, J., Krasowski, M. e Lukomska-Szymanska, M. (2017). *A influência da sorção de água de compósitos dentários fotopolimerizados na tensão de retração.* **Materials.** 10(10): E1142.

" Boussèsa, Y., Brulat-Bouchard, N., Boucharda, P.O., Abouelleil, H. e Tillier T. (2020). *Previsão teórica da tensão de cedência dos compósitos dentários e do módulo de flexão com base no rácio do volume de enchimento.* **Dent Mater.** 36(1): 97-107.

Brown, K.M. e Gillespie, G. (2019a). *Os avanços no material de resina composta permitem agilizar o processo de restauração direta.* **Compend Contin Educ Dent.** 40(2):2.

Brown, K.M. e Gillespie, G. (2019b). *Superar os desafios de restauração com o novo compósito de tom único: Relatos de casos.* **Compend Contin Educ Dent.** 40(2): 7.

Burrows, S. (2009). *Uma Revisão da Eficácia do Branqueamento Dentário.* **Dent Update.** 36(9): 537-551.

-C-

Canay, S. e Cehreli, M.C. (2003). *O efeito dos agentes de branqueamento actuais na cor dos compósitos polimerizados por luz in vitro.* **JProsthet Dent.** 89(5):474-478.

Caneppele, T. M. F., Torres, C. R. G., Huhtala, M. F. R. L. e Bresciani, E. (2015). *Influência do protocolo de aplicação do gel clareador na alteração de cor dentária.* **Sei.**

World J. 2015:1-5.

Cangul, S. e Adiguzel, O. (2017). *Os últimos desenvolvimentos relacionados com as resinas compostas.* **Int Dent Res.** 7(2): 32-41.

Carey, C.M. (2014). *Branqueamento dentário: O que sabemos agora.* **J Evid Based Dent Pract.** 14: 70-76.

Carney, M.N. e Johnston, W.M. (2016). *Um novo modelo de regressão a partir de dados de imagem RGB para correlatos espectrorradiométricos optimizados para cores de dentes.* **J Dent.** 51:45-48.

Carvalho, J.L.de., Guimarães, R.P. e Souza, F.B. (2019). *Riscos e resultados reais de produtos de venda livre no clareamento dental: um relato de caso.* **J Dent Health Oral Disord Ther.** 10(1): 28. 33.

Cavalli, V., Rodrigues, L.K., Paes-Leme, A.F., Soares, L.E., Martin, A.A., Berger, S .B. e Giannini, M. (2011). *Efeitos da adição de fluoreto e cálcio a agentes de peróxido de carbamida de baixa concentração na superfície e subsuperfície do esmalte.* **Photomed Laser Surg.** 29(5): 319-325.

Ceci, M., Viola, M., Rattalino, D., Beltrami, R., Colombo, M. e Poggio, C. (2017). *Descoloração de diferentes materiais restauradores estéticos: Uma avaliação espectrofotométrica.* **EurJDent.** 11(2):149-156.

" Celik, C., Yuzugullu, B., ERKUT, S. e YAZICI, A. R. (2009). *Efeito do branqueamento na suscetibilidade de coloração dos materiais de restauração de resina composta.* **J Esthet Restor Dent.** 21(6): 407-414.

" Chen, M. H. (2010). *Atualização sobre nanocompósitos dentários.* **J Dent Res.** 89(6): 549-560.

" Chen, H., Huang, J., Dong, X., Qian, J., He, J., Qu, X. e Lu, E. (2012). *Uma revisão sistemática das medições visuais e instrumentais para a correspondência da cor dos dentes.* **Quintessence Int.** 43(8): 649-659.

" Chu, S.J., Trushkowsky, R.D. e Paravina, R.D. (2010). *Instrumentos e sistemas de correspondência de cores dentárias. Revisão dos aspectos clínicos e de investigação.* **J Dent.** 38(2): e2- e16.

" Cramer, N.B., Stansbury, J.W. e Bowman, C.N. (2011). *Avanços e desenvolvimentos recentes em materiais de restauração dentária em compósito.* **J. Dent. Res.** 90 (4): 402416.

-D-

" D'Amario, M., D'Attilio, M., Baldi, M., De Angelis, F., Marzo, G., Vadini, M. e D'Arcangelo, C. (2012). *Alterações Histomorfológicas e Esmalte Humano após Aplicações Repetidas de um Agente Branqueador.* **Int J Immunopath Ph.** 25(4): 1021- 1027.

" D'Arce, M., Lima, D., Baggio Aguiar, F., Bertoldo, C., Ambrosano, G. e Lovadino, J. (2013). *Eficácia do clareamento dental em profundidade após o uso de diferentes agentes clareadores.* **J Clin Exp Dent.** 5(2): e100-107.

" Da Costa Soares, M.U., Araújo, N.C., Borges, B.C., Sales Wda, S. e Sobral, A.P. (2013). *Impacto de agentes remineralizantes na recuperação da microdureza do esmalte após terapias de branqueamento dentário em consultório.* **Ata Odontol Scand.** 71(2):343-348.

" Delgado, E., Hemández-Cott, P.L., Stewart, B., Collins, M. e De Vizio, W.

(2007). *Tooth-whitening efficacy of custom tray-delivered 9% hydrogen peroxide and 20% carbamide peroxide during daytime use: a 14-day clinical trial.* **P R Health Sci J.** 26(4): 367-72.

" Desai, N., Sahana, S., Jayalaxmi, K.B., Shravani, S. e Bharat. (2018). *O efeito de um ativador químico no branqueamento dentário com duas concentrações diferentes de peróxido de carbamida: Um estudo in vitro.* **Int J Appl Dent Sei.** 4(1): 286-289.

" Doruk, C., Ozturk, F., Sari, F. e Turgut, M. (2011*). Restauração da função e estética num paciente Classe II Divisão 1 com amelogénese imperfeita: Um relatório clínico.* **Eur J Dent.** 5(2): 220-228.

" Dos Santos, P.A., Garcia, P.P., De Oliveira, A.L., Chinelatti, M.A. e Palma-Dibb, R.G. (2010). *Características químicas e morfológicas da resina composta odontológica: influência de unidades fotopolimerizadoras e meios de imersão.* **Microsc Res Tech.** 73(3): 176181.

" Durner, J., Obermaier, J. e Ilie, N. (2014). *Investigação de diferentes condições de branqueamento sobre a quantidade de substâncias eluíveis de compósitos nano-híbridos.* **Dent Mater.** 30(2): 192-199.

-E-

" Eimar, H., Siciliano, R., Abdallah, M.N., Nader, S.A., Amin, W.M., Martinez, P.P., Celemin, A., Cerruti, M. e Tamimi, F. (2012). *O peróxido de hidrogénio branqueia os dentes através da oxidação da estrutura orgânica.* **J Dent.** 40(2): e25-33.

" Elamin, H. O., Abubakr, N. H. e Ibrahim, Y. E. (2015). *Identificação da cor do dente num grupo de pacientes utilizando o Vita Easyshade.* **Eur J Dent.** 9(2): 213-217.

" Elhoshy, A.Z., Abouelenein, K. e Elbaz, M.A. (2018). *Efeito do gel clareador de peróxido de carbamida a 15% na cor da restauração de resina composta Classe V.* **FDJ.** 4(2): 239-243.

" El-Murr, J., Ruel, D. e St-Georges, A.J. (2011). *Efeitos do branqueamento externo nos materiais de restauração: A Review.* **J Can Dent Assoc.** 71(b59): 1-6.

" El-Nawawy, M., Koraitim, L., Abouelatta, O. e Hegazi, H. (2012). *Profundidade de Cura e Microdureza de Resinas Compostas Dentárias Nanofilled, Packable e Hybrid.* **Am. J. Biomed. Eng.** 2(6): 241-250.

" ElSayad, I.I. (2018). *Cor e translucidez de materiais restauradores estéticos acabados e não acabados após coloração e branqueamento.* **Saudi Dent J.** 30(3): 219-225.

-F-

" Féliz-Matos, L., Hernández, L. M. e Abreu, N. (2014). Branqueamento *dentárioᵢ Técnicas; Peróxidos de hidrogénio-carbamida e fontes de luz para ativação, uma atualização. Artigo de Mini Revisão.* **Open Dent J.** 8(1): 264-268.

" Ferracane, J. L. (2011). *Resina composta - estado da arte.* **Dent Mater.** 27(1): 29-38.

" Ferracane, J.L. (2013). *Desempenho do compósito à base de resina: há algumas coisas que não podemos prever?* **Dent Mater.** 29(1): 51-58.

" Ferracane, J.L. and Hilton, T.J. (2016/ *Polymerization stress-is it clinically meaningful.* **DentMater.** 32(1):1-10.

" Field, J., Waterhouse, P. e German, M. (2010). *Quantificação e qualificação de alterações de superfície em tecidos duros dentários in vitro.* **J Dent.** 38(3): 182-90.

" Fisher, G. (1911). *O branqueamento de dentes descoloridos com H2O2.* **Dent Cosmos.** 53: 246-247.

" Fleisch, A.F., Sheffield, P.E., Chinn, C., Edelstein, B.L. e Landrigan, P.J. (2010). *Bisfenol A e compostos relacionados em materiais dentários.* **Pediatria.** 126(4): 760768.

" Fontes, S.T., Fernández, M.R., de Moura, C.M. e Meireles, S.S. (2009). *Estabilidade de cor de um compósito de nanofill: efeito de diferentes meios de imersão.* **J Appl Oral Sci.** 17(5): 388-391.

-G-

" Ganss, C., Hardt, M., Lussi, A., Cocks, A.K., Klimek, J. e Schlueter, N. (2010). *Mecanismo de ação das soluções de fluoreto contendo estanho como agentes anti-erosivos na dentina - um estudo in vitro de absorção de estanho, perda de tecido e microscopia eletrónica de varrimento.* **Eur J Oral Sci.** 118(4): 376-384.

" George R. (2011). *Nanocompósitos - Uma Revisão.* **J Dent & Oral Biosc.** 2(3): 38-40.

" Giacomelli, L., Derchi, G., Frustaci, A., Bruno, O., Covani, U., Barone, A., De Santis D. e Chiappelli, F. (2010). *'Rugosidade da superfície de compósitos comerciais após diferentes protocolos de polimento: Uma Análise com Microscopia de Força Atómica".* **Open DentJ.** 4(1): 191-194.

" Goldstein, R. E., Lamba, S., Lawson, N. C., Beck, P., Oster, R. A. e

Burgess, J. (2017). *Microinfiltração em torno de restaurações de compósito de Classe V após destartarização ultrassónica e escovagem dentária sónica em torno da sua margem.* **J Esthet Restor Dent.** 29(1): 41-48.

" Gomez-Polo, C., Gomez-Polo, M., Martinez, J.A., De Parga, V. e Celemin-Vinuela, A. (2015). *Guia 3D Master Tooth de acordo com as coordenadas L*, C* e h*.* **Color Res Appl.** 40(5): 518-524.

" Grundlingh, A.A., Grossman, E.S., Shrivastava, S. e Witcomb, M.J. (2013). *Métodos de avaliação visual e digital comparativa da cor dos dentes e rugosidade da superfície por microscopia de força atómica.* **SADJ.** 68(9): 412-414, 416-421.

" Gül, P., Harorli, O. T., Akgül, N. e Gundogdu, M. (2016). *Efeito de diferentes aplicações de branqueamento nas propriedades de superfície e suscetibilidade de coloração de compósitos dentários.* **JWuhan Univ Technol--Mat Sci Edit.** 31(3): 677-683.

-H-

" Habib, E., Wang, R., Wang, Y., Zhu, M. e Zhu, X.X. (2016). *Cargas inorgânicas para compósitos de resina dentária: presente e futuro.* **ACS Biomater Sci Eng.** 2(1): 1-11.

" Hafez, R., Ahmed, D., Yousry, M., El-Badrawy, O. e El-Mowafy, O. (2010). *Efeito do branqueamento em consultório na cor e rugosidade da superfície de restaurações de compósito.* **EurJDent.** 4(2): 118-127.

" Halacoglu, D., Yamanel, K., Basaran, S., Tuncer, D. e Celik, C. (2016). *Efeitos da coloração e branqueamento num compósito nanohíbrido com ou sem selante de superfície.* **EurJDent.** 10(3): 361-365.

" Hannig, C., Duong, S., Becker, K., Brunner, E., Kahler, E. e Attin, T. (2007). *Efeito do branqueamento na microdureza subsuperficial do compósito e de um compósito modificado com poliácidos.* **Dent Mater.** 23(2):198-203.

" Haywood, V.B. (1992). *História, segurança e eficácia das técnicas de branqueamento actuais e aplicações da técnica de branqueamento vital nightguard.* **Quintessence Int.** 23(7): 471-488.

" Haywood, V.B. e Heymann, H.O. (1989). *Proteção nocturna para o branqueamento vital.* **Quintessence Int.** 20(3): 173-176.

" Haywood, V.B., (2000). *Estado atual do branqueamento vital da proteção nocturna.* **Compend Contin Educ Dent Suppl.** (28): S10-S17.

" Haywood, V.B., Houck, V.M. e Heymann, H.O. (1991). *Branqueamento vital Nightguard: Efeitos de várias soluções na textura e cor da superfície do esmalte.* **Quintessence Int.** 22(10): 775-782.

" Hegde, M., Shetty, K. e Shetty, S. (2012). *Visão geral do branqueamento em consultório de dentes vita.* **IRJP.** 3(11): 12-16.

" Heintze, S.D. e Rousson, V. (2012). *Eficácia clínica das restaurações directas de classe II - uma meta-análise.* **J Adhes Dent.** 14(5): 407- 431.

" Heintze, S.D., Ilie, N., Hickel, R., Reis, A., Loguercio, A. e Rousson, V. (2017). *Parâmetros mecânicos laboratoriais de resinas compostas e sua relação com fraturas e desgaste em ensaios clínicos - uma revisão sistemática.* **Dent Mater.** 33(3): e1θ1-e114.

" Heurich, E., Beyer, M., Jandt, K.D., Reichert, J., Herold, V., Schnabelrauch, M. e Sigusch, B.W. (2010). *Quantificação da erosão dentária - uma comparação entre a profilometria do estilete e a microscopia confocal de varrimento a laser (CLSM).* **Dent Mater.** 26(4):

326-36.

" Hosoya, Y., Shiraishi, T., Odatsu, T., Nagafuji, J., Kotaku, M., Miyazaki, M. e Powers, J. M. (2011). *Efeitos do polimento na rugosidade da superfície, brilho e cor de compósitos de resina.* **J Oral Sci.** 53(3): 283-291.

" Hussein, M.A. (2019). *Preparação e avaliação de um novo cimento resinoso autoadesivo com partículas de nanohidroxiapatita (um estudo in vitro).* Ph,D. Tese. **Universidade de Mosul, Faculdade de Medicina Dentária.** MosulMraq.

" Hyun, H.K., Shin, T.J. e Kim, Y.J. (2016). *A mudança de cor pós-traumática dos incisivos primários: um estudo colorimétrico e longitudinal.* **Int J Paediatr Dent.** 26(4): 291-300.

-I-

" Igiel, C., Weyhrauch, M , Wentaschek, S., Scheller, H. e Lehmann, K.M. (2016). *Correspondência de cores dentárias: uma comparação entre métodos visuais e instrumentais.* **Dent Mater J.** 35(1): 63-69.

" Iliea, N., Hiltonb, T.J., Heintzec, S.D., Hickela, R., Wattsd, D.C., Silikasf, N., Stansburyg, J.W., Cadenaroi, M. e Ferracane, J.L. (2017). *Compósitos de resina: Parte I-Mechanicalproperties.* **DentMater.** 33(8):880-894.

-J-

" Jia, S., Chen, D., Wang, D., Bao, X. e Tian, X. (2017). *Comparação da microinfiltração marginal de três materiais dentários diferentes na restauração de facetas utilizando um estereomicroscópio: Um estudo in vitro*. **BDJ.** 6(3): 16010.

" Johnston, W. M. (2009). *Medição da cor em Medicina Dentária.* **J. Dent.** 37(1): e2-e6.

" Joiner A. (2006). *O branqueamento dos dentes: Uma revisão da literatura.* **J Dent.** 34(7): 412-419.

" Joiner, A. e Luo, W. (2017). *Cor e brancura dos dentes: Uma revisão.* **J Dent.** 67: S3- S10.

" Joshi, M., Joshi, N., Kathariya, R., Angadi, P. e Raikar, S. (2016). *Técnicas de Avaliação da Erosão Dentária: Uma revisão sistemática da literatura.* **J Clin Diagn Res.** 10(10): ZE01-ZE07.

" Joshi, S.B. (2016). *Uma visão geral do branqueamento de dentes vitais.* **J Interdiscip Dentistry.** 6(1): 3-13.

" Junior, M. T., Rodrigues, C. A., Bemardes, V. L., Berlanga de Araujo, T. S., Antonio Nicoli, G. e dos Reis Derceli, J. (2018). *Clareamento dental e novas possibilidades: Revisão de Literatura.* **Health Sci J.** 12(6).

-K-

" Kakaboura, A., Fragouli, M., Rahiotis, C. e Silikas, N. (2007). *Avaliação das características da superfície de compósitos dentários utilizando profilometria, electrões de varrimento, microscopia de força atómica e medidor de brilho.* **J Mater Sci Mater Med.** 18(1):155-63.

" Kammel, J.H. e Al-khalidi, E.F. (2009). *Uma Avaliação de Diferentes Materiais para Tratamento de Superfície na Microinfiltração de Restaurações de Resina Composta Reparadas.* **Al- Rafidain Dent J.** 9(2): 189-193.

" Kim, R.J., Kim, Y.J., Choi N.S. e Lee, I.B. (2015). *Retração de polimerização, módulo e tensão de retração relacionados com a descolagem interfacial dente-restauração em compósitos bulk-fill.* **J Dent.** 43(4):430-439.

" Kim-Pusateri, S., Brewer, J.D., Davis E.L. e Wee, A.G. (2009). *Fiabilidade e precisão de quatro dispositivos dentários de correspondência de cores.* **J. Prosthet. Dent.** 101(3): 193-919.

" Kimyai, S., Bahari, M., Naser-Alavi, F. e Behboodi, S. (2017). *Efeito de duas técnicas diferentes de branqueamento dentário na microdureza do giómero.* **J Clin Exp Dent.** 9 (2):e249-e253.

" Klaric, E., Marcius, M., Ristic, M., Sever, I., Prskalo, K. e Tarle Z. (2013). *Alterações na superfície do esmalte e dentina após dois procedimentos de branqueamento diferentes.* **Ata Clin Croat.** 52(4): 419-428.

" Koren, A.R.R. e Palo, R.M. (2018). *Clareamento Dental um relato de caso apresentando o que a ciência e as evidências clínicas mostram em termos de resultado, segurança, conforto e durabilidade.* **Biomed J Sci &Tech Res.** 2(3):1-6.

" Kurtulmus-Yilmaz, S., Cengiz, E., Ulusoy, N., Ozak, S.T. e Yuksel,E. (2013). *O efeito da aplicação de branqueamento caseiro na cor e translucidez de cinco compósitos de resina.* **JDent.** 41(5): e70-e75.

" Kwon, S.R. e Wertz, P.W. (2015). *Revisão do mecanismo de branqueamento dentário.* **J Esthet Restor Dent.** 27(5): 240-257.

-L-

" Lainovic, T., Blazic, L., Kukuzuvic, D., Vilotic, M., Ivanisevic, A. e Kakas,

D. (2014). *Efeito do acabamento com pasta de diamante na topografia e rugosidade da superfície de compósitos nanohíbridos dentários - análise AFM.* **Procedia Eng.** 69(2014): 945- 951.

" Lee, S.S., Know, S.R., Ward, M., Jenkins, W., Souza, S. e Yiming, Li. (2018). *Uma avaliação clínica de 3 meses comparando dois sistemas de branqueamento profissional de 25% e 40% de peróxido de hidrogénio e resultado de tratamento prolongado usando uma escova de dentes elétrica versus uma escova de dentes manual.* **JEsthet Restor Dent.** 31(2): 124-131.

" Lempel, E.,T6th, Á., Fabián, T., Krajczár,K. e Szalma J. (2015*). Avaliação retrospetiva de restaurações posteriores de compósito direto: 10-year findings.* **Dent Mater.** 31(2): 115-122.

" Leonard, R.H. Jr., Haywood, V.B., Caplan, D.J. e Tart, N.D. (2003). *Branqueamento vital com proteção nocturna de dentes manchados com tetraciclina: 90 meses após o tratamento.* **J Esthet RestorDent.** 15(3):142-153.

" Leprince, J., Palin, W., Hadis, M., Devaux, J., e Leloup, G. (2013). *Progresso na tecnologia de compósitos dentários à base de dimetacrilato e eficiência de cura.* **Dent Mater.** 29(2): 139-156.

" Li, Q., Yu, H. e Wang, Y. (2009). *Análise da cor e da superfície dos efeitos do branqueamento com peróxido de carbamida nos materiais de restauração dentária in situ.* **JDent.** 37(5): 348-356.

" Lim, Y.K., Lee Y.K., LimB.S., Rhee S.H. e Yang, H.C. (2008). *Influência da Distribuição do Filler nos Parâmetros de Cor dos Compósitos de Resina Experimentais.* **Dent Mater.** 24(1): 67-73.

" Lima, R. B. W., Troconis, C. C. M., Moreno, M. B. P., Murillo-Gomez, F.

e De Goes, M. F. (2018). *Profundidade de cura de compósitos de resina de enchimento a granel: Uma revisão sistemática.* **JEsthet Resto Dent.** 30(6): 492-501.

" Llena, C., Esteve, I., e Fomer, L. (2018). *Efeitos do branqueamento em consultório no esmalte e dentina humanos. Alterações morfológicas e minerais.* **Ann Anat.** 217: 97-102.

" Llena, C., Esteve, I. e Fomer L. (2017). *Efeito do Peróxido de Hidrogénio e Carbamida no Branqueamento, Morfologia do Esmalte e Composição Mineral: Estudo in vitro.* **J Contemp Dent Pract.** 1;18(7): 576-582.

" Lohbauer, U. (2010). *Cimentos de ionómero de vidro dentário como materiais de preenchimento permanentes? - Propriedades, limitações e tendências futuras.* **Materiais.** 3(1): 76-96.

" Lowe, R.A. (2019). *OMNICHROMA: Um compósito que cobre todas as tonalidades para um dente anterior.* **Compend Contin Educ Dent.** 40(1):8-11.

" Luque-Martinez,!., Reis,A., Schroeder,M., Mufloz,M.A., Loguercio, A.D., Masterson, D. e Maia, L.C. (2016). *Comparação da eficácia da carbamida e do peróxido de hidrogénio em moldeira para branqueamento em casa: uma revisão sistemática e meta-análise.* **Clin Oral Investig.** 20(7):1419-1433.

" Lynette, N.G. (2017). *Branqueamento dos Dentes. "Tenho medo de experimentar o clareamento dos dentes, pois ouvi que o clareamento destrói os dentes!" Mas será que isto é mesmo verdade?* **Dentalstudio.sg.** 15 de maio.

-M-

" Ma, X., Li, R., Sa, Y., Liang, S., Sun, L., Jiang, T. e Wang, Y. (2011). *Contribuição separada do esmalte e da dentina para a mudança geral da cor do dente no branqueamento dentário.* **JDent.** 39(11): 739-745.

" Machibya, F.M. e Tarimo, S.M. (2018). *Avaliação da Profundidade de Cura e Grau de Conversão de uma Resina Composta Foto-Ativa Irradiada Através da Substância Dentária.* **JDent Treat Oral Care.** 2(1): 102.

" Maghaireh, G., Taha, N. e Alzraikat, H. (2017). *Os Compósitos de Resina à base de Silorano: Uma Revisão.* **Oper Dent.** 42(1): E24-E34.

" Majeed, A., Farooq, I., Grobler, S.R. e Rossouw, R.J. (2015). *Branqueamento de Dentes: Uma Revisão da Eficácia e Efeitos Adversos de Vários Produtos de Branqueamento de Dentes.* **J Coll Physicians Surg Pak.** 25(12): 891-896.

" Mara da Silva, T., Barbosa Dantas, D. C., Franco, T. T., Franco, L. T. e Rocha Lima Huhtala, M. F. (2019). *Degradação superficial de resinas compostas sob desafios de manchamento e escovação.* **J. Dent.** Sci.14(1): 87-92.

" Markovic, L., Fotouhi, K., Lorenz, H., Jordan, R.A., Gaengler, P. e Zimmer, S. (2010). *Efeitos dos agentes branqueadores na reflectância da luz do esmalte humano.* **Oper Dent.** 35(4); 405-411.

" Marson, F.C., Gonçalves, R.S., Silva, C.O., Cintra, L.T., Pascotto, R.C., Santos, P.H. e Briso A.L. (2015). *Penetração do peróxido de hidrogênio e taxa de degradação de diferentes produtos clareadores.* **Oper Dent.** 40(1): 72-79.

" Martin, J., Fernandez, E., Bahamondes, V., Werner, A., Elphick,K.,

Oliveira, O.B. Jr. e Moncada, G. (2013). *Hipersensibilidade dentinária após clareamento dental com sistemas inoffice: Ensaio clínico randomizado.* **Am JDent.** 26(1): 10-14.

" Matis, B.A., Wang, Y., Jiang, T. e Eckert, G.J. (2000). *Branqueamento prolongado em casa de dentes manchados de tetraciclina com diferentes concentrações de peróxido de carbamida.* **Quintessence Int.** 33(9): 645-655.

" Meireles, S.S., Fontes, S.T., Coimbra, L.A., Delia Bona, A. e Demarco, F.F. (2012). *Eficácia de diferentes concentrações de peróxido de carbamida utilizadas no clareamento dental: um estudo in vitro.* **J Appl Oral Sci.** 20(2): 186-191.

" Mese, A., Ea Palamara, J., Bagheri, R., Fani, M. e Burrow, M.F. (2016). *Resistência à fratura de sete compósitos de resina avaliados por três métodos de modo I de resistência à fratura (KIc).* **Dent Mater J.** 35(6): 893-899.

Milia, E., Cumbo, E., Cardoso, R.J. e Gallina, G. (2012). *Sistemas adesivos dentários actuais. Uma Revisão Narrativa.* **Curr Pharm Des.** 18(34): 5542-5552.

Mohammadi, N. Kimyai, S., Abed-Kahnamoii, M., Ebrahimi-Chaharom, M.E., Sadr, A. e Daneshi, M. (2012). *Efeito do gel de branqueamento de peróxido de carbamida a 15% na estabilidade de cor do giómero e da resina composta micropreenchida: Uma comparação in vitro.* **Med Oral Patol Oral Cir Bucal.** 17(6): el082-el088.

Moldovan, M., Balazsi, R., Soanca, A., Roman, A., Sarosi, C., Prodan, D., Vlassa, M., Cojocaru, I., Saceleanu, V. e Cristescu, I. (2019). *Avaliação do Grau de Conversão, Monómeros Residuais e Propriedades*

Mecânicas de Alguns Compósitos de Resina Dentária Fotopolimerizáveis. **Materiais.** 12(13): E2109.

Mundim, F. M., Garcia, L. da F. R. e Pires-de-Souza, F. de C. P. (2010). *Efeito de soluções de coloração e repolimento na estabilidade de cor de compósitos diretos.* **J Appl Oral Sci.** 18(3): 249-254.

Mushashe, A., Coelho, B., Garcia, P., Rechia, B., da Cunha, L., Correr, G. e Gonzaga, C. (2018). *Efeito de diferentes protocolos de branqueamento na eficiência do branqueamento e microdureza superficial do esmalte* **J Clin Exp Dent.** 10(8): e772-e775.

Mwema, F. M., Oladijo, O. P., Sathiaraj, T. S. e Akinlabi, E. T. (2018). *Análise de microscopia de força atómica da topografia de superfície de filmes finos de alumínio puro.* **Mater Res Express.** 5(4): 046416.

-O-

Ontiveros, J.C. (2011). *Branqueamento vital em consultório com luz adjunta.* **Dent Clin North Am.** 55(2): 241-253.

Ozak, S.T. e Ozkan, P. (2013). *Nanotecnologia e medicina dentária.* **Eur J Dent.** 7(1):145-51.

Ozcan, M., Abdin, S. e Sipahi, C. (2013). *Sensibilidade dentária induzida pelo branqueamento: as linhas de craquelé existentes no esmalte aumentam a sensibilidade? Um estudo clínico.* **Odontology.** 102(2): 197-202.

Ozel Bektas, O., Eren, D., Herguner Siso, S. e Akin, G.E., (2012). *Efeito da termociclagem na resistência de união da resina composta à broca e à resina composta tratada a laser.* **Lasers Med Sci.** 27(4):723-728.

-P-

" Paice, E.M., Vowles, R.W., West, N.X. e Hooper, S.M. (2011). *Os efeitos erosivos da saliva após a goma de mascar no esmalte e na dentina: um estudo ex-vivo.* **Br Dent J.** 210(3): E3.

" Pantic, M., Mitrovic, S., Babic, M., Jevremovic, M. Kanjevac, T., Dzunic, D. e Adamovic, D. (2015). *Análise de rugosidade e topografia de superfície AFM de cerâmica de vidro de dissilicato de lítio.* **Tribology in Industr.** 37(4): 391-399.

" Pecho, O.E., Ghinea, R., Alessandretti, R, Pérez, M.M. e Delia Bona, A. (2016). *Correspondência de cor visual e instrumental usando as fórmulas de diferença de cor CIELAB e CIEDE2000.* **Dent Mater.** 32(l):82-92.

" Perchyonok, V.T., e Grobler, S.R. (2015). *Branqueamento dentário: Mecanismo, Aspectos Biológicos e Antioxidantes.* **Int J Dent Oral Health.** 1(3): 116.

" Pereira Sanchez, N., Powers, J. M. e Paravina, R. D. (2019). *Avaliação instrumental e visual do potencial de ajuste de cor de compósitos de resina.* **J Esthet RestorDent.** 31(5): 1-6.

" Pereira, S.M., Godoy, M.M.M., Borges, A.B., Pucci, C.R. e Torres C.R.G. (2014). *Influência da temperatura na eficácia clareadora do peróxido de hidrogênio.* **JOFR.** 10(1): 6-12.

" Pieniak, D., Walczak, A. e Niewczas, A. M. (2016). *Estudo comparativo da resistência ao desgaste do compósito com estrutura micro-híbrida e nanocompósito.* **Ata Mech. Autom.** 10(4): 306-309.

" Plotino, G., Buono, L., Grande, N.M., Pameijer, C. H. e Somma, F. (2008).

Branqueamento de Dentes Não Vitais: Uma Revisão da Literatura e Procedimentos Clínicos. **J Endod.** 34(4): 394-407.

" Poggio, C., Beltrami, R., Scribante, A., Colombo, M. e Chiesa, M. (2012). *Descoloração da superfície de resinas compostas: Efeitos da coloração e branqueamento.* **Dent Res J (Isfahan).** 9(5): 567-73.

" Pratap, B. e Gupta, R.K. (2019). *Avaliação das propriedades físicas de compósitos dentários à base de resina preenchida com sílica.* **Int J Eng Adv Technol.** 8(6): 5047-5049.

" Pratap, B., Gupta, R. K., Bhardwaj, B. e Nag, M. (2019). *Materiais dentários restauradores à base de resina: características e perspectivas futuras.* **Jpn Dent Sci Rev.** 55(1): 126-138.

" Price, R.B., Whalen, J.M., Price, T.B., Felix, C.M. e Fahey, J. (2011). *O efeito da temperatura do espécime na polimerização de um compósito de resina.* **Dent Mater.** 27(10): 983-989.

" Pruthi, G., Jain, V., Kandpal, H. C., Mathur, V. P. e Shah, N. (2010). *Efeito do branqueamento na alteração da cor e na topografia da superfície das restaurações de compósito.* **Int JDent.** 1-7.

-R-

" Ragain, J.C. (2016 a). *Uma revisão da Ciência da Cor em Medicina Dentária: Shade Matching in the Contemporary Dental Practice (Correspondência de cores na prática dentária contemporânea).* **JDentOralDisord Ther.** 4(2): 1-5.

" Ragain, J.C. (2016 b). *Uma revisão da ciência da cor em medicina dentária: Colorimetria e Espaço de Cor.* **JDent Oral Disord Ther.** 4(1): 1-5.

" Randolph, L.D., Palin, W.M., Leloup, G. e Leprince, J.G. (2016). *Características de enchimento de compósitos de resina dentária modernos e sua influência nas propriedades físico-mecânicas.* **Dent. Mater.** 32(12): 1586-1599.

" Rashid, H. (2012*). Avaliação da rugosidade da superfície de uma porcelana dentária padrão abrasionada após diferentes técnicas de polimento.* **J Dent Sei.** 7(2): 184-189.

" Ravi, R.K., Krishna Alla, R., Shammas, M. e Devarhubli, A. (2013). *Compósito dentário - Um material de restauração versátil: uma visão geral.* **Indian J Dent Sei.** 5(5): 111-115.

" Rosatto, C.M. Bicalho, A.A. Verissimo, C. Bragança, G.F., Rodrigues M.P. e Tantbirojn, D. (2015). *Propriedades mecânicas, tensão de contração, deformação cúspide e resistência à fratura de molares restaurados com compósitos bulk-fill e técnica de preenchimento incremental.* **J. Dent.** 43(12):1519-1528.

-S-

" Sachdeva, S., Kapoor, P., Tamrakar, A.K. e Noor, R. (2015). *Nano-Composite Dental Resins: Uma visão geral.* **Anais da Especialidade Dentária.** 3(2): 22-55.

" Schemehom, B., Gonzalez-Cabezas, C. e Joiner, A. (2004). *Uma avaliação SEM de um gel de branqueamento dentário de peróxido de hidrogénio a 6% em materiais dentários in vitro.* **J Dent.** 32: 135-139.

" Schmidt,M., Kirkevang, L.L., Horsted-Bindslev, P. e Poulsen, S. (2011). *Adaptação marginal de um compósito de baixo encolhimento à base de silorano: Ensaio clínico randomizado de 1 ano.* **ClinOralInvestig.** 15(2):

291-295.

" Schuster, L., Reichl, F.X., Rothmund, L., Xiuli He., Yang Yang, Kirsten L., Van Landuyt, Kai Kehe, Olga P., Reinhard H. e Christof, H. (2016). *Efeito dos géis de branqueamento Opalescence(®) na eluição de componentes de compósitos bulk-fill.* **Dent Mater.** 32(2): 127-135.

" Scribante, A., Bollardi, M., Chiesa, M., Poggio, C. e Colombo, M. (2019). *Propriedades de Flexão e Módulo Elástico de Diferentes Materiais Restauradores Estéticos: Avaliação após exposição à bebida ácida.* **Biomed Res Int.** 2019: 1-8.

" Sensi, L.G., Strassler, H.E. e Webley, W. (2007). *Resinas compostas directas.* **Inside Dentistry.** 3(7):76.

" Shah, P.K. e Stansbury, J.W. (2014). *Role of filler and functional group conversion in the evolution of properties in polymeric dental restoratives.* **Dent. Mater.** 30(5): 586-593.

" Sideridou, I.D., Karabela, M.M., Micheliou, C.N., Karagiannidis P.G. e Logothetidis, S. (2009*). Propriedades físicas de um compósito de resina dentária fotopolimerizável híbrido e nano-híbrido.* **JBiomater Sci Polym Ed.** 20(13): 1831-1844.

" Singh, M. e Palekar, A. (2014). *Retração de polimerização de resinas compostas - Uma revisão.* **NJDSR.** 2(1): 58-61.

" Sisodia, S., Palekar, A. e Ali S.G. (2014). *Bleaching de dentes vitais - revisão e relato de caso.* **NJDSR.** 2(1): 50-53.

" Soares, C.J., Bicalho, A.A., Verissimo, C., Soares, P., Tantbirojn, D. e Versluis, A. (2016). *Efeitos da fotoativação retardada nas propriedades mecânicas de cimentos resinosos de cura dual e análise de elementos finitos das tensões de contração em dentes restaurados com inlays cerâmicos.* **OperDent.** 41(5):491-500.

" Soares-Geraldo, D., Scaramucci, T., Steagall-Jr, W., Braga, S.R. e Sobral, M.A. (2011). *Interação entre manchamento e degradação de uma resina composta em contato com alimentos coloridos.* **Braz Oral Res.** 25(4): 369-375.

" Sookhakiyan, M., Tavana, S., Azamia, Y. e Bagheri, R. (2017). *Resistência à fratura de compósitos nano-híbridos e híbridos armazenados úmidos e secos até 60 dias.* **JDent Biomater.** 4(1): 341-346.

" Sulieman, M., Addy, M., MacDonal, E. e Rees, J.S. (2004). *O efeito da concentração de peróxido de hidrogénio no resultado do branqueamento dentário: um estudo in vitro.* **J Dent.** 32(4): 295-299.

-T-

" Tano, E., Otsuki, M., Kato, J., Sadr, A., Ikeda, M. e Tagami, J. (2012). *Efeitos do laser de diodo de 405 nm na ativação do branqueamento de óxido de titânio.* **Photomed Laser Surg.** 30(11): 648-654.

" Tanthanuch, S., Kukiattrakoon, B., Peerasukprasert, T., Chanmanee, N., Chaisomboonphun, P. e Rodklai, A. (2016). *O efeito do vinho tinto e branco nas alterações de cor dos compósitos de resina nanofilled e nanohybrid.* **Restor Dent Endod.** 41(2): 130-136.

" Tarimo, S.A., Machibya, F.M. e Min, Z.Z. (2017). *Influência da Espessura do Dente no Grau de Conversão do Compósito de Resina Foto-Ativada Irradiado através do Dente.* **Int J Dentistry Oral Sci.** 4(3): 450-456.

" Tavares, M., Stultz, J., Newman, M., Smith, V., Kent, R. e Carpino, E. (2003). *A luz aumenta o branqueamento dentário com peróxido.* **J Am**

Dent Assoc. 134(2): 167-75.

" Telang, A., Narayana, I.H., Madhu, K. S. Kalasaiah, D., Ramesh, P. e Nagaraja, S. (2018*). Efeito da coloração e branqueamento na estabilidade da cor e rugosidade da superfície de três compósitos de resina: Um estudo in vitro.* **Contemp Clin Dent.** 9(3): 452-456.

" Tiani, F., Jin YAP, AU., WANG, X. e GAO, X. (2012). *Efeito de soluções de coloração na cor de compósitos contendo ionómero de vidro pré-reagido.* **Dent Mater J.** 31(3):384-388.

" Tin-Oo, M.M., Saddki, N. e Hassan, N. (2011). *Factores que influenciam a satisfação dos pacientes com a aparência dentária e os tratamentos que desejam para melhorar a estética.* **BMC OralHealth.** 11(1): 6.

" Topcu, F.T., Sahinkesen, G., Yamanel, K., Erdemir, U., Oktay, E.A. e Ersahan, S. (2009*). Influência de diferentes bebidas na estabilidade da cor de compósitos de resina dentária.* **EurJDent.** 3(1): 50-56.

" Torres, C. R. G., Souza, C. S., Borges, A. B., Huhtala, M. F. e Caneppele, T. M. (2013). *Influência da Concentração e Ativação na Difusão do Peróxido de Hidrogénio através dos Tecidos Dentários In Vitro.* **Sci. World J.** Volume 2013 (Artigo ID 193241): 15.

" Torres, C., Crastechini, E., Feitosa, F., Pucci, C. e Borges, A. (2014). *Influência do pH na Eficácia do Clareamento com Peróxido de Hidrogénio.* **Oper Dent.** 39(6): E261- E268.

" Tuncer, D., Karaman, E. e Firat, E. (2013). *A temperatura das bebidas afecta a rugosidade da superfície, a dureza e a estabilidade da cor de uma resina composta?* **Eur JDent.** 7(2): 165-171.

-U-

" Ubaldini, A.L., Baesso, M. L., Medina Neto, A., Sato, F., Bento, A.C. e Pascotto, R.C. (2013). *"Dinâmica de difusão do peróxido de hidrogénio nos tecidos dentários".* **J Dent Res.** 92(7): 661-665.

" Ullah R. e Zafar M.S. (2015). *Administração oral e dentária de flúor: Uma revisão.* **Fluoride.** 48(3): 195-204.

-V-

" Varanda, E., Do Prado, M., Simao, R.A. e Dias, K.R. (2013). *Efeito dos agentes branqueadores em consultório na rugosidade e morfologia da superfície de diferentes compósitos dentários: um estudo AFM.* **Microsc Res Tech.** 76(5):481-5.

" Versluis, A., Tantbirojn, D., Lee, M.S., Tu, L.S. e DeLong, R. (2011). *Pode a expansão higroscópica compensar a contração da polimerização? Parte I. Deformação de dentes restaurados.* **DentMater.** 27(2): 126-133.

" Villalta, P., Lu, H., Okte, Z., Garcia-Godoy, F. e Powers, J. (2006). *Efeitos da coloração e branqueamento na alteração de cor das resinas compostas dentárias.* **J Prosthet Dent.** 95(2):137-142.

" Vishwakarma, p., Karale, R., Srirekha, A., Hegde, J., Savitha, B. e Srinivasan, A. (2014). *Os efeitos dos agentes branqueadores caseiros na rugosidade da superfície e na tenacidade à fratura dos materiais de resina composta.* **Dentistry.** 4(7): 246.

-W-

" Wang, L., Francisconi, L.F., Atta, M.T., Dos Santos, J.R.,Del Padre, N.C.,

Gonini, A. Jr. e Fernandes, K.B. (2011). *Efeito dos géis clareadores na rugosidade superficial de resinas compostas Nanofilled.* **Eur J Dent.** 5(2): 173-179.

" Wang, R., Zhang, M., Liu, F., Bao, S., Wu, T. e Jiang, X. (2015). *Investigação sobre as propriedades físico-mecânicas de compósitos de resina dentária reforçados com novas nanoestruturas de sílica bimodal.* **Mater Sci Eng C Mater Biol Appl.** 50:266-73.

" Wei, Y., Silikas, N., Zhang, Z. e Watts, D.C. (2013). *A relação entre alterações dimensionais higroscópicas cíclicas e sorção/dessorção de água de compósitos auto-aderentes e novos compósitos de matriz de resina.* **Dent Mater.** 29(9): e218-e226.

-Y-

" Yikilgan, I., Kamak, H., Akgul, S., Ozcan, S. e Bala, O. (2017*). Efeitos de três diferentes agentes branqueadores na microdureza e rugosidade de superfícies de amostras de compósito acabadas com diferentes técnicas de polimento.* **J Clin Exp Dent.** 9(3): e460- e465.

" Young, N., Fairley, P., Mohan, V. e Jumeaux, C. (2012) *Um estudo da química e fotoquímica do peróxido de hidrogénio na solução de mancha de chá com relevância para o branqueamento dentário clínico.* **JDent.** 40(2): ell-el6.

" Yu, H., Zhang, C.Y., Cheng, S.L. e Cheng, H. (2015). *Efeitos dos agentes branqueadores nos materiais de restauração dentária: Uma revisão da literatura e recomendação aos médicos dentistas e investigadores.* **JDet Sei.** 10(4): 345-351.

" Yuan, K., Sun, X., Wang, F., Wang, H. e Chen, J. (2012). *Avaliações in vitro e in vivo de três instrumentos de correspondência de cor assistidos por computador.* **Oper Dent.** 37(3): 219-227.

-L-

" Zafar M.S. e Ahmed N. (B). (2015). *Papéis terapêuticos do flúor libertado de materiais dentários restauradores.* **Fluoride.** 48(3): 184-194.

" Zhou, X., Huang, X., Li, M., Peng, X., Wang, S., Zhou, X. e Cheng, L. (2019). *Desenvolvimento e estado do compósito de resina como materiais de restauração dentária.* **J Ap Pl Polym Sci.** 136(44): 48180.

" Zuryati, A.G., Qian, O.Q. e Dasmawati, M. (2013). *Efeitos do branqueamento caseiro na rugosidade da superfície de dois compósitos nanofilled e um compósito microhíbrido.* **J Conserv Dent.** 16(4): 356-361.

الخلاصة

اهداف الدراسة: كـان الغرض مـن هـذه الدراسـة هو تقيـيم آثـار التصـبغ بـالقهوة والتبيـيض بنسبة ٣٠٪ بيروكسيد الهيدروجين على تغير اللون وخشونة السطح لمادتي مركبة الراتنج نانو هجين .

المواد وطرائق العمل: في هذه الدراسة التجريبية المختبرية ، تم تصنيع ٦٤ عينة قرصية كليا (٣٢ من كل نوع من مواد مركبة الراتنج نانو هجين) ، كل عينة قطرها ٥ ملم وارتفاعها ٢ ملم. تم تقسيم العينات لكل مادة بشكل عشوائي إلى أربع مجاميع فرعية (العدد=٨). في المجاميع الفرعية القياسية ، تم تخزين العينات في اللعاب الاصطناعي عند٣٧ درجة منوية لمدة أسبوع واحد، في المجاميع الفرعية للتصبغ تم تخزين العينات في محلول القهوة لمدة ٤٨ ساعة عند ٣٧ درجة منوية ، في المجاميع الفرعية للتصبغ والتبييض تم حفظ العينات في محلول القهوة لمدة ٤٨ ساعة عند٣٧ درجة منوية ثم تم تبييضها بنسبة٣٠٪ بيروكسيد الهيدروجين ، في المجاميع الفرعية للتبييض تم تبييض العينات بـ ٣٠٪ بيروكسيد الهيدروجين. تم أخذ قياسات تغير اللون وخشونة السطح لكل العينات لجميع المجاميع الفرعية ،قياسات المجاميع الفرعية القياسية تعتبر بيانات خط الأساس.

النتائج: جميع العينات لكلا المادتين المختبرتين شهدت تغيّرًا مقبولًا في اللون سريريًا ($\Delta E<3.3$) مع وجود اختلافات معنوية بين جميع المجموعات الفرعية ($P< 0.05$). لم تتجاوز قياسات الخشونة السطحية لجميع عينات المجاميع الفرعية للمادتين المختبرة القيمة الحرجة ($Ra<\mu m\ 0.2$) مع عدم وجود فرق معنوي بين جميع المجاميع الفرعية ($P>0.05$). أظهرت المقارنة بين المادتين المختبرتين لمتوسط قيم (ΔE) اختلافات كبيرا بين مجموعات التصبغ الفرعية وأيضا بين مجموعات التبييض الفرعية. ومع ذلك ، لم يلاحظ وجود أي فرق معنوي بين المجموعات الفرعية للتصبغ و التلوين ، بينما أظهرت المقارنة بين كلتا المادتين لمتوسط قيم (Ra) اختلافا ضئيلًا بين جميع المجموعات الفرعية للمادتين. أظهر ارتباط بيرسون بين (ΔE) و (Ra) علاقة عكسية قوية معنوية لمجموعة التصبغ والتلوين لمركب الـ Omnichroma فقط لان ($P<0.05$)، على العكس من ذلك ، كان ارتبـاط بيرسون ضئيلًا ($P>0.05$) للمجموعتين الفرعيتين المتبقيتين من الـ Omnichroma وأيضا لجميع مجموعات Joyfil الفرعية. أظهر تحليل الانحدار بين (ΔE) و (Ra) لمجموعة التصبغ والتلوين لمركب Omnichroma ارتباطأ معنويًا ($R^2=57.7$،$P<0.05$)، في المقابل ، نتـائج تحليـل الانحـدار لـم تظهـر اختلافـا معنويـا ($P>0.05$) للمجمـوعتين الفـرعيتين مـن الـ Omnichroma وكذلك لجميع مجموعات الـ Joyfil.

الاستنتاج: لم تتأثر التغيرات اللونية والخشونة السطحية لمواد الراتنج النانو هجين التي تم اختبارها بالتصبغ بالقهوة والتبييض بنسبة ٣٠٪ بيروكسيد الهيدروجين. لوحظ وجود فرق معنوي بين المادتين المختبرتين لمتوسط قيم (ΔE) للمجموعات الفرعية للتصبغ و ايضا لمجموعات التبييض ، بينما كانت الفروق غير معنوية بين متوسط القيم (Ra) لكلا المادتين. شوهدت علاقة ذات دلالة إحصائية معنوية بين (ΔE) و (Ra) للمجموعة الفرعية للتصبغ والتلوين لمادة الـ Omnichroma فقط.

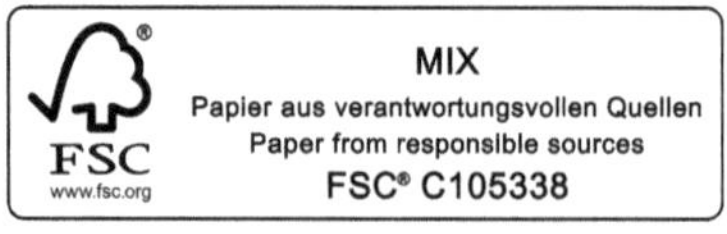

Printed by Books on Demand GmbH, Norderstedt / Germany